麻痺治療の未来を拓く

促通反復療法

川平和美
KAWAHIRA KAZUMI

幻冬舎MC

麻痺治療の未来を拓く
促通反復療法

はじめに

　近年、脳神経科学の研究はめざましい発展を遂げています。脳卒中に対するリハビリテーションの領域でも、わが国では回復期を担う施設が増え、公的保険も最大180日適用されるなど、環境や制度面の整備が進み、今や世界にも誇れるレベルであるといえます。

　しかし、脳卒中片麻痺のリハビリ成績は芳しくありません。

　今、日本の回復期病棟で広く行われているやり方でつらい訓練を長期間続けても、社会復帰はおろか日常生活にも不便をきたしたままその後の人生を送らなければならず、脳卒中麻痺患者を失望させているのが実情です。

　この背景には、脳卒中片麻痺に対し、脳科学の進展を反映した新たなリハビリ手法の開発や普及が停滞状態にあることが挙げられます。1990年代以降、「脳の可塑性」（特定の領域が損傷を受けても、それを自らカバーしようとする機能）が明らかになったにもかかわらず、有効なリハビリへの応用が進んでいません。それどころか、脳卒中片麻痺は回復が困難で、脳卒中発症から6カ月以降は改善しないというリハビ

リ黎明期の1950年代に主流だった考え方がいまだ根強いのです。

　私は鹿児島大学医学部を卒業後、鹿児島大学病院霧島分院（のちの霧島リハビリセンター）で多くの脳卒中片麻痺患者のリハビリテーション治療の臨床に携わり、麻痺に苦しむ患者を数多く診てきました。1990年代初頭には京都大学霊長類研究所や米国NIH（アメリカ国立衛生研究所）で脳科学の基礎研究に携わり、当時最先端の発見であった脳の可塑性に着目しました。日本では初めてこの考え方をリハビリテーション治療に応用する道を探り、治療者の操作によって誘発される自動運動の反復により神経回路を再建・強化して麻痺改善を目指す方法を開発したのです。

　これが促通反復療法（川平法）であり、1997年に片麻痺下肢について、2004年に片麻痺手指について論文として治療効果を報告し、2006年には治療手技の普及用の書籍を出版しました。1990年代以降30年にわたってヒトを対象にしたランダム化比較試験などの科学的効果検証を多数行い、従来のリハビリテーション治療よりも優れた効果が得られることを実証してきたのです。

　促通反復療法がほかの方法と最も異なることは、麻痺した手足を動かす神経回路を「選択的に」強化する点にあります。

はじめに

これは拘束運動療法に代表される海外発のリハビリテーション治療とは一線を画し、リハビリテーション医療の環境が良い日本発の治療技術としてNEURO、ロボット訓練（促通機能付き、意図実現型）とともに発展していきました。また、促通反復療法では、目標とする運動の神経回路を治療者があらかじめ促通操作で患者の脳に教えることによって、患者は治療者の指示に従い20〜40分間動かす努力をすれば、目標の運動が実現・反復できるので試行錯誤を減らすことができます。

これまでに「発症後数年経過した麻痺が2週間で改善に向かった」「指先の細かな運動が回復した」など、従来のリハビリテーション治療では困難な症例への著効例をいくつも得ることができました。また近年では、電気刺激や振動刺激、ロボットなどの併用療法で高い相乗効果が得られる先端的リハビリテーション治療となることも明らかにしました。

特に、物品の操作やキーボードタイピングなど手指の一本一本に独立した動きを、治療者の高い知識と技術によって患者に負担をかけずとも取り戻せる治療法です。世界を見渡してもこの促通反復療法のみになります。多くの人が当たり前だと思っていた「脳の損傷による麻痺は回復しない」「半年経つと改善が見込めない」「リハビリは患者自身だけに努力が求められるつらいもの」という思い込みは、促通反復療法

によってことごとく覆されました。

　この強力なリハビリテーション治療を世界中の患者に提供するため、促通反復療法の世界への普及を目指して、中国語版（台湾2019年、中国2021年）、英語版（2022年）を刊行し、国内外での実技講習会や講演も行っています。

　本書では、脳卒中や脊髄損傷などの神経疾患による麻痺に対する、日本のリハビリテーション医療の問題点を提起しつつ、その解決策となり得る促通反復療法の基本的な考え方と手技、さらに他治療法との併用への取り組みとその効果についても解説します。治療者向けを意識していますが、一般の方にも手にとっていただけるようできるだけ平易な表現を心掛けました。

　急性期に懸命な治療をしても残った脳卒中後遺症に対するリハビリテーション医療において、我々が「挑戦」すべき課題は、障害を軽減・消失させる治療への軽視につながる「麻痺は回復しない」「麻痺を改善するリハビリテーション治療への努力は歩行やADLの改善を妨げる」などの過去の誤った固定観念を覆す新たな治療技術の開発と普及、治療効果や社会経済的な効果の証明です。これらの治療技術の開発は超高齢社会において重要となる廃用症候群の予防とリハビリテーション治療の強化にも寄与すると思います。

はじめに

患者にやさしく、治療者にも高い達成感が得られるこの促通反復療法の優れた効果をぜひ理解いただき、実践者が増えることを願ってやみません。脳卒中リハビリテーションに携わる医師、理学療法士、作業療法士、看護師など、一人でも多くの医療従事者とこの領域の学生、また現在リハビリテーション治療を受けている患者とその家族に読んでいただければ望外の喜びです。

目　次

はじめに　2

第1章
従来の療法が脳卒中患者を苦しめる
効果的な治療が行われていない
リハビリテーション医療の現場

日本の脳卒中リハビリテーション治療は過去の遺物　14

脳はやったことしか覚えない　17

試行錯誤させない、患者に優しいリハビリテーション治療　18

脳の可塑性をふりかざすだけの"苦行"を容認　22

リハビリテーション医療は理念普及の時代から
高度・効果的な治療技術を実践する時代へ　25

　【理念普及の時代】　25

　【高度・効果的な治療技術を実践する時代】　26

偏った「ADL優先」がリハビリテーション医療の本質をねじ曲げる　27

特に手指に対する有効なリハビリテーション治療が行われていない　33

振り回される治療者の悩み、技術力向上が頭打ち　34

このままでは、日本の麻痺の治療水準はいっこうに上がらない　38

最も困るのは患者とその家族　39

第 2 章

諦めていた片麻痺を驚くほど改善させる

神経路を再建・強化する促通反復療法とは

「選択的に、目標の神経路の興奮水準を高める」
画期的なリハビリテーション治療　46

意図した運動の誘発と反復のために：促通反復療法　54

「役立つ手」「役立つ脚」を目標とする治療法　58

患者が切望する手指の麻痺と歩行障害の回復にも効果　59

上肢と肘への基本的手技　60

　1. 肩甲骨の外転・外旋と内転・内旋　61

　2. 肩の屈曲　62

　促通反復療法を体験した梨木香歩さんと鍋倉淳一教授の感想　63

　3. 前腕の回外　65

　4. 前腕の回外から手を顎へ　66

個々の指の運動　67

　5. 母指の伸展外転　67

　6. 母指の掌側外転　69

　7. 示指の伸展　70

　8. 示指の屈曲・伸展　71

従来のリハビリテーション法に比べ麻痺改善に大きな差　72

重度麻痺、慢性期の麻痺、歩行障害にも改善効果　78

下肢麻痺と躯幹、歩行障害へのリハビリテーション治療と効果　81

促通反復療法による片麻痺下肢と体幹の機能回復　81

片麻痺下肢への基本的手技　82

1. 股関節内転筋の痙縮抑制法　82

2. 股関節の伸展外転と屈曲内転　84

3. 下肢の伸筋痙縮抑制と足関節の背屈　84

4. 股関節の伸展・外転・外旋(保持)、膝関節の伸展
　←→ 股関節の屈曲・内転・外旋、膝関節の屈曲(背臥位)　85

歩行訓練　88

歩行訓練の変革　90

立位バランス　91

トウクリアランス(つま先を床に引っ掛けないこと)　92

【下肢(含 体幹)と歩行編】
歩行障害へのリハビリテーション治療の変革：
さらば正常歩行、楽にスイスイ格好良く　95

従来のリハビリテーション治療　95

促通反復療法　95

1. 反復起立訓練　96

2. 健側立脚と麻痺側荷重の違い　97

3. 二動作杖歩行　100

三動作歩行訓練の問題点　101

4. 歩行の促通法　101

躯幹の回旋と側屈の促通法　103

5. 立位訓練　104

姿勢制御(立位バランス)を改善するには　105

6. 長下肢装具での歩行訓練　105

【眼球運動障害の治療編】
外眼筋麻痺による眼球運動障害への治療　110

「迷路性眼球反射」促通法　111

第3章

電気刺激、振動刺激、ロボットの活用……

促通反復療法の効果を加速する「併用療法」

より効果的かつ効率の良い麻痺改善のために　114

併用療法の考え方　115

促通反復療法を基盤とする併用療法とエビデンス　116

　電気刺激下の促通反復療法　117

　振動刺激痙縮抑制法と促通反復療法の併用　122

　ボツリヌス療法との併用　126

　先端的治療との併用　129

　促通機能付きロボットとの併用　129

　再生医療との併用　131

痙縮／拘縮、浮腫、疼痛などの、

従来のリハビリテーションで助長されがちな課題も解消　133

　痙縮／拘縮　133

　浮腫　134

　疼痛　135

第4章

症状に合わせた目標設定が回復への道筋に

適切な治療目標で諦めかけていた
片麻痺を改善させた患者例

促通反復療法の治療目標　138

【上肢、手指編】
麻痺回復の目標　140

①罹病期間 1 〜 6 カ月の場合　140

②罹病期間 6 カ月以上の場合　140

実用的目標　141

誤った自主訓練　141

患者の集中力・モチベーションを維持するための工夫　142

促通反復療法で片麻痺の顕著な改善効果が得られた患者の声　144

●脳梗塞による慢性期左片麻痺　S．F さん（76歳　男性）　144

●脳梗塞による右片麻痺　S．H さん（74歳　男性）　147

●脳挫傷による右片麻痺　T．H さん（53歳　男性）　149

第 5 章
時代遅れの治療法から効果の高い最新の治療法へ
促通反復療法の歩み

促通反復療法の歩み　156

促通反復療法の論文と名称の変化　164

促通反復療法の普及活動と壁　170

より効果的な治療技術の確立を目指して　174

おわりに　── 自分が受けたいリハビリテーションを ──　176

参考文献　178

第 1 章

従来の療法が脳卒中患者を苦しめる

効果的な治療が行われていない
リハビリテーション医療の現場

日本の脳卒中リハビリテーション治療は
過去の遺物

　日本における脳卒中の急性期治療はここ数十年の間で確実に進歩を遂げています。近年はカテーテルを用いた脳血管内治療[※1]や、静注血栓溶解[※2]に代表される薬物療法などの新しい治療法が広まりつつあり、予後の改善に大いに貢献しています。

　しかし、超高齢社会を背景に、脳卒中の後遺症を抱えながら生きる患者も増え続けており、国の社会保障費増大や本人、家族が働けないことなどによる社会的損失を鑑みると、脳卒中診療の最後の砦というべき機能回復を担うリハビリテーション治療のさらなる充実に期待が寄せられることはいうまでもありません。

　2000年の第四次医療法改正で回復期リハビリテーション病棟が制度化されたのを境に、日本のリハビリテーション医療の環境は飛躍的に向上しました。それ以前の回復期リハビリテーション医療は郊外の公的病院や温泉病院が担っていました。このため利便性の悪さから、回復期に適切なリハビリテーション治療を受けないまま生活期へと移行する患者が少なくなかったのです。

　しかし回復期リハビリテーション病棟の制度化により、都市部でも民間医療機関での運営が可能となり、急速な療法士

数の増加もあいまって回復期の脳卒中患者の受け皿が拡大したという経緯があります。

これに加え、保険算定される訓練時間も増えました。以前は1日あたり理学療法40分、作業療法40分、また言語聴覚療法40分が保険制度上算定可能時間でしたが、2006年の診療報酬改定後は3療法の合計で最大180分（9単位：1単位20分）／日まで、最長6カ月のリハビリテーションが算定可能となりました。

このように、日本の脳卒中リハビリテーション医療を巡る制度や環境面はそれ以前に比べ格段に整備され、手厚いものになっています。世界的にみても、国民皆保険制度の下、みなが平等にわずかな自己負担で数カ月にもわたり回復期リハビリテーション治療を受けられる現行の制度は、患者・家族とリハビリテーション医療の関係者にとって世界一の素晴らしい環境です。

実際にここ20年ほどの間で回復期リハビリテーション施設が増えた脳卒中患者や家族にとって、回復期リハビリテーション治療は身近な存在になっています。

しかし、現在の日本の脳卒中リハビリテーション治療は世界一の恵まれた環境にもかかわらず十分に治療内容の革新が進んでいません。40年も前に脳卒中発作後1カ月は安静にすべきであるとの考え方から早期にリハビリテーション治療

を始めるべきだとの考え方に変更されましたが、リハビリテーション治療の内容はあまり進歩・発展していません。

このように書くと、尊敬するリハビリテーション医学界の諸先輩方からお叱りを受けそうですが、後述するような実情もあることからご容赦願います。

私がセンター長を務めていた鹿児島大学病院霧島リハビリテーションセンターには、毎月数十人もの新規の患者が受診されましたが、その多くはそれまで別の施設でリハビリテーション治療を続けたものの、目立った改善がみられなかった患者でした。私は一人ひとりに、これまで受けたリハビリテーション内容を聞きましたが、突出して多い答えが「マッサージのようだった」でした。

マッサージは血行の改善や鎮痛効果があることから、リハビリテーションの最初に行うことと学校で教わった理学療法士（以下PT）や作業療法士（以下OT）が多く、慣習的にリハビリテーション治療に組み込まれています。もちろんマッサージ自体は悪いことではありませんが、これにリハビリテーション治療の時間の大半を費やし、麻痺肢の自動運動を促す訓練が十分に行われていない実態が透けて見えます。

そうだとしたら大問題です。患者が麻痺肢を思いどおりに動かす努力をしないリハビリテーション治療では麻痺肢の機能回復はないことを確証した20世紀末のコペンハーゲンで

の研究成果（Parry RH: Clinical Rehabil, 1999）を活かしていないことになります。

脳はやったことしか覚えない

　脳卒中片麻痺で出現する、痙縮や共同運動、姿勢反射障害[※3]などのいわゆる陽性徴候は、錐体路の損傷によって下位中枢が上位中枢による抑制から切り離されることで説明できることはよく知られています。

　かつて片麻痺への治療に多用されてきた、ボバース法をはじめとする神経筋促通法は、こうした陽性徴候が麻痺回復の妨げになるとの考え方に基づいており、陽性徴候の抑制を主目的に行われてきました。しかし長年の検討にもかかわらず、通常の治療法に比べて大きな改善効果が認められなかったため、『脳卒中治療ガイドライン2009』以降は積極的な推奨がなく、Lancetの『ガイドライン2011』では「ボバース法は推奨しない」と記載されています。

　なぜ、神経筋促通法が治療効果を上げられなかったのか、その理由は明らかです。痙縮や共同運動など陽性徴候の抑制ばかりに力を入れ、肝心の、患者が麻痺肢を思いどおりに動かすための運動路と運動プログラムの再建と強化を促す治療がまったくといっていいほど行われなかったからです。

　脳はやったことしか覚えません。麻痺の回復には、患者が

動かしたい手足または部分を反復して思いどおりに動かすことが必要です。それには大脳ならびにその運動性下行路の興奮水準を調整して、患者が意図した運動を実現し、反復できる治療手法が必要なのです。

それを何度も繰り返すことによって、シナプス[4]の結合強化やアンマスキングが促され、損傷を免れた大脳皮質や非障害側半球の上位プログラム[5]と、下位中枢とを結ぶ新たな神経路が再建、強化されます。これがすなわち「脳が、やったことを覚える」状態です。

脳に覚えてもらいたい運動を繰り返さないで、異なる運動をどんなに繰り返しても機能は回復しないのです。

試行錯誤させない、
患者に優しいリハビリテーション治療

促通反復療法では治療者は患者が麻痺肢を動かす直前にタッピングや伸張反射などの促通操作で、目標の神経路の興奮水準を高めます。これによって患者は治療者の指示に従って、運動を行う努力をすると患者の運動努力（興奮）は反応の良い神経路、つまり興奮水準の高い神経路に伝わりますから、患者は意図した運動を楽に実現できます。

ところが、他のリハビリテーション治療では、治療者は口頭で指示するだけで、患者にのみ努力を求めて、試行錯誤の

中で患者が麻痺肢を思いどおりに動かせる方法を発見してくれることを期待しています。

　しかし、偶然、麻痺肢を思いどおりに動かすことがあっても、偶然ですから次も思いどおりに動くことはあまりありません。来る日も来る日も精神集中してこれを繰り返したら、患者は疲れ切ってしまいます。例えるならば、野球のコーチに「毎日、200球を投げ込んでみろ。そのうち速い球の投げ方が分かってくる」などと言われるようなものだからです。

　それは脳と麻痺肢をつなぐ無数の神経路をただやみくもに興奮させてみて、目標とする運動を起こす神経路を探し出すことになり、至難の業です。このやり方では、患者と治療者の時間と労力を無駄にしているだけです。

　唯一、促通反復療法だけが患者に試行錯誤を求めない患者にとても優しい治療なのです。なぜなら治療者が目標とする運動に必要な神経路を選択し、選択的に興奮水準を高めることのできる治療法だからです。

　しかし、治療者にとっては、治療理論を理解するだけでなく新しい促通操作の習得が求められますから少しやっかいです。習得すれば治療者のリハビリテーション治療技術の向上と自身の専門職としての満足感の充実があります。多くの治療者が実践するようになれば、日本のリハビリテーションの

治療水準は世界一となることは間違いありません。

　また、科学的に効果が否定されている方法がいまだに多く
の施設で行われている実態もあります。例えば、『脳卒中治
療ガイドライン』には2015年以降、運動障害・ADLに対す
るリハビリテーションとしては従来の神経筋促通手技（ボ
バース法、PNF、ブルンストローム法など）は記載されてい
ません。また世界で最も権威ある医学論文誌の一つである
Lancet『ガイドライン2011』には、ボバース法は推奨しな
いと明記されています。

　それにもかかわらず「これらの方法で効果が得られるとリ
ハビリテーションスタッフが信じているから」「うちの施設
は昔からこの方法でやってきたから」といった理由で漫然と
患者に提供されているところが少なくありません。

　他のリハビリテーション治療と比べ効果的であるとのエビ
デンスに乏しいにもかかわらず、何も知らない患者に旧来の
リハビリテーション治療が行われている実態は、患者への大
きな不利益につながり、看過できない問題だと私は考えてい
ます。

　患者はなんとかして麻痺側上肢を動かしたいと願っている
のに、健側上肢での片手動作訓練に重点が置かれ、患者が求
めていることに応える努力が見られないリハビリテーション
治療も数多くあります。

確かに軽い上肢麻痺でも実用的な手指の使用は少ないと考えられていた時代もありました。しかし、片麻痺へのリハビリテーション治療が大きく進歩した今日においても、麻痺側を「使える手」にすることを目指すより、最初から健側を使う訓練をするほうが早くADLが改善すると考える医療従事者が多いのが問題です。そのため、リハビリテーション医療の現場では麻痺側の訓練ではなく健側上肢による代償を重視する傾向が強くなっています。

　これには、リハビリテーション治療に成果主義が導入され、治療の成果がADLの点数や在宅復帰率で評価されていることも影響しています。健側上肢による代償的ADLの改善が麻痺側上肢でのADL改善より手っ取り早いし、リハビリテーションスタッフには麻痺肢の機能回復を促進する新たな知識や技術を勉強する必要がないので楽だからです。

　これでは麻痺側上肢のリハビリテーション治療をしてもらいたいのに、健側上肢による代償ばかり訓練させられるといった不満の声が患者から多く上がるのも無理はありません。麻痺手を動かしたいという切実な思いに対し、いわばADLの点数改善という「リハビリテーションの成果」を優先させる医療従事者は、患者の率直な願いを「障害受容ができていない」あるいは「回復期リハビリテーション病棟の役割はADL自立だから」と片づけようとします。それは自身

従来の療法が脳卒中患者を苦しめる
効果的な治療が行われていないリハビリテーション医療の現場　第1章

のリハビリテーションの知織と技術のなさ、向上心のなさを
表していると私は考えています。

脳の可塑性をふりかざすだけの"苦行"を容認

　脳卒中リハビリテーションの領域にとっても脳の可塑性の
発見は間違いなく朗報でしたが、これらの論文や講演によっ
て、脳卒中片麻痺患者のリハビリテーション治療が大きく変
わることはありませんでした。ヒトの脳の可塑性を呼び覚ま
して、麻痺の改善を促進できるはずだと私は確信して、本気
で取り組み始めました。その後も Pons TP、Nudo RJ 他の可
塑性の大きさを示す論文が次々にトップクラスのジャーナル
に掲載され、当時急速な発展と臨床への普及が進んだ画像処
理技術（CT や MRI）はヒトの脳にも可塑性があることを証
明してくれました。

　しかし当時、麻痺回復のリハビリテーション治療によって
脳の可塑性が高まって麻痺の改善を促進できるはずだと新た
なリハビリテーション治療の開発に本気で取り組むリハビリ
テーション関係者は現れませんでした。また、当時の日本リ
ハビリテーション医学会専門医会における私の初期の麻痺改
善に関する研究成果を紹介する数回の講演も、リハビリテー
ション治療の革新に直ちにつながることはありませんでした。

しかしながら、現在は多くの論文や学会発表が「脳の可塑性を活かしたリハビリテーション治療」を強調していることは隔世の感があります。残念ながら、この脳の可塑性を呼び覚まし、片麻痺の回復を促進する効果的で患者に優しい促通反復療法が、今の日本の臨床現場に十分に広まっていないことについて私共の努力不足を痛感するとともに患者・家族に申し訳ないことだと感じています。特に、高価な治療機器も要らず、治療者が治療技術の習得に努力すればどこでも実践できる治療法であることから、治療者の奮起を願ってやみません。

　例えば、CI療法[※6]は集中的な課題遂行を通して、麻痺手のさまざまな運動制御を要求する過程で大脳皮質[※7]の再構成が行われる、つまり脳の可塑性を活かした手法であるといわれることがあります。しかし、患者にひたすら試行錯誤させ繰り返させるやり方では、目標とする物品操作が可能になるまでに費やす時間や労力があまりに大きく、目標が達成できずに挫折するリスクが高いなどの問題をはらんでいます。これをもって脳の可塑性を促進させるリハビリテーション治療とは、到底呼べるものではないと私は考えます。

　他にも脳の可塑性に着目し別の神経に代役を担わせるリハビリテーション治療が開発されていますが、今のところ「役

立つ手」に回復するまでに、治療者の操作で試行錯誤を極力減らした患者に優しい治療法はありません。

　誤解してほしくないのは、私はこれらで用いられる科学技術に対し、決して否定的な立場ではないということです。今日までのリハビリテーション治療技術の進歩は、研究者とリハビリテーション治療の実践者（医師、PT、OT）のたゆまぬ努力なしには語れません。促通反復療法も電気刺激や振動刺激、磁気刺激あるいはロボットなどとの併用でさらに大きな効果を示しています。

　しかし、新たに提案されるリハビリテーション治療の多くは刺激目標の神経路が絞り込めておらず、患者に多くの試行錯誤を求めています。脳を刺激すれば、目標とする手指を動かす領域も刺激され神経路ができるだろうという極めて漠然とした期待に基づいていると言わざるを得ません。

　仮にそうであれば、これらの方法は治療者に特別高いレベルの手技を要求するものではないため、治療者にとってこれほど楽なことはないと思います。しかし、そんなことで麻痺がよくなるはずがないと思います。脳の可塑性については次章で詳しく触れますが、決して当て推量にただ動かしたり刺激したりすれば新たな神経路が都合よくでき上がるといった、治療者にとってみれば苦労知らずの簡単なものではない

のです。

リハビリテーション医療は理念普及の時代から
高度・効果的な治療技術を実践する時代へ

【理念普及の時代】

　長きにわたりリハビリテーション医学・医療の発展と普及に貢献されてきた上田敏先生は、名著『リハビリテーションの思想―人間復権の医療を求めて　第2版』(医学書院、2004年) の序文で次のように述べています。

> 　「リハビリテーション」と言えば、悪くなった手足の働きを回復させるための「機能回復訓練」だというのが一般的な「常識」になっているようですが、それは実に残念なことです。この本ではそうではなく、リハビリテーションとは「人間らしく生きる権利の回復」すなわち「全人間的復権」であり、過去の生活への復帰であるよりもむしろ「新しい人生の創造」なのだということを詳しく述べるつもりです。

　私は、この序文は「理念普及の時代」を表しており、今日のリハビリテーション医療が置かれた状況を表すのは「高度・効果的な治療技術を実践する時代」だと考えます。

【 高度・効果的な治療技術を実践する時代 】

　リハビリテーション医療とは「人間らしく生きる権利の回復」すなわち「全人間的復権」であるとの基本理念は、今後も変わることはありません。

　しかしここで残念と語られている「機能回復訓練」の常識は今日の常識ではないのです。脳の可塑性をはじめとする脳科学やリハビリテーション治療技術の飛躍的発展により、今日は高度で効果的な治療技術を用いた「機能回復訓練」を実践することを常識とすべき時代になっていることです。

　神経疾患による麻痺に限定しても、ここ数十年の間に促通反復療法や電気刺激や振動刺激、磁気刺激、ボツリヌス療法、訓練用ロボット、再生医療などの研究開発が進み、リハビリテーション医療として既に実践されています。二十数年前までは困難とされていた「機能回復訓練」を目的としたリハビリテーション治療がいまや可能な状況になっています。これらを取り入れた、より効果的なリハビリテーション方法をできるだけ早期のうちに徹底して行えば、患者は麻痺の回復と歩行・ADLの回復の両方を手に入れることができ、家庭へ、社会へと復帰できるのです。

　脳の可塑性についても、世に広まり始めてはや30年が経とうとしています。今は時代が変わって機能回復を十分に目指せる時代になっているのです。

偏った「ADL優先」が
リハビリテーション医療の本質をねじ曲げる

　それにもかかわらず、なぜリハビリテーション医療において、片麻痺への効果的な治療法が広まらないのでしょうか。

　背景の一つに、「機能回復よりもADLを優先する」日本のリハビリテーション医学・医療の考え方があります。健側上肢を強化して麻痺側の不十分な機能回復を代償することによるADL向上がリハビリテーション医療、特に回復期病棟の優先的目標であると合理化しているのは問題だと考えています。

　長年、有効な治療法がなかった神経疾患による麻痺に限定しても、促通反復療法や電気刺激、振動刺激、磁気刺激、訓練用ロボット、ボツリヌス療法、再生医療ならびにそれらの併用療法が効果的に麻痺を改善するとの研究報告は数多くあります。脳卒中についても、急性期および回復期の早期にこうしたリハビリテーション治療を集中的に行うことで麻痺の改善が期待できる状況が現実のものになっているのです。もちろん、こうした科学技術を駆使した新しいリハビリテーション法は、リハビリテーション治療における最優先目標は廃用予防（健側躯幹と下肢の強化）であるというリハビリテーション治療の原則を守れば、機能回復だけでなく、歩行をはじめとするADLの劇的改善にもつながります。

私は機能回復訓練だけがリハビリテーション治療であるとの極端な主張をしているのではありません。機能回復かADL向上かではなく、機能回復もADL向上も目指せる時代になっているということが言いたいのです。促通反復療法は、従来のリハビリテーション治療より、麻痺とADLを大きく改善します。

　それにもかかわらず、これまでの常識にとらわれない思考と新しいリハビリテーション治療技術の開発や周知といった前向きな動きが少なく、最優先目標である廃用予防すらもいまだに不十分なリハビリテーション治療が多いです。リハビリテーション治療水準の向上を妨げているこのような状況に私はもどかしさを感じています。

　麻痺などの機能障害に対する新しい治療技術が回復期病棟へ普及しない要因の一つとして、皮肉なことに、多額の医療費を要している回復期リハビリテーション病棟の治療効果を向上させるために導入されているFIMゲイン重視と在宅復帰率（自宅、居住系介護施設、介護サービス提供医療機関他への入所者数÷回復期リハビリテーション病棟の退院者数）の成果主義が挙げられます。

　FIMゲインは退院時FIM得点－入院時FIM得点÷入院期間で得られます。大きなFIMゲインを得るために、健側上肢での片手動作訓練で上肢に関するFIM項目の得点を上げ

ること、起居移動能力を車椅子自走あるいは三動作歩行※8の習得を急ぐことになります。

　その結果、上肢麻痺の機能回復への治療努力は不十分となり、退院後の自宅生活では屋外活動が含まれる患者であっても、実用的な歩行速度が得られない三動作歩行であっても歩行自立として退院を急がせて、入院期間を短くすることになります。

　つまり、今の回復期リハビリテーション病院（病棟）では、ADLが自立できるレベルになれば退院を急いで、入院期間を短くするほど評価が高くなるシステムなのです。

　回復期病棟では、退院前までに、患者の生活環境について訪問調査を行って、自宅での生活に不自由がないように自宅の改修の指導を行っています。しかし、病院のフラットなフロアと、段差や間仕切りのある家では環境が大きく異なります。それにもかかわらず、実生活の想定が不十分なまま歩行とADLは自立と評価し、とにかく良いスコアを出して早く退院させる傾向があることは否定できません。

　一例として、多くのリハビリテーション施設では片麻痺患者にまず「三動作歩行」を訓練し、次に「二動作歩行※9」を訓練します。しかし、「三動作歩行」は移動速度が遅いため屋内ならまだしも、屋外では横断歩道が渡り切れない※10などの不便や危険が伴うので本当のADLの自立とはいえませ

ん。しかし、今の基準では、三動作歩行であっても歩行自立とされ、退院条件をクリアできてしまいます。

　移動手段として、歩行と同じく車椅子の利用は大切ですが、家に早く戻したいがために、歩行能力の回復よりも車椅子（電動椅子）を自分で操作できることに力を入れるケースも少なくありません。例えば、私から見て杖歩行まで回復可能なはずの人も、車椅子での移動が自分だけでできるからいいでしょうと退院させているのです。これは極めて治療努力が足らないと言わざるを得ません。

　車椅子の使用がいけないというのではなく、短い距離は杖歩行、長い距離は車椅子と使い分けることも多いのですが、リハビリテーションスタッフが車椅子の操作が自分でできれば、車椅子自走可能で「移動自立」と満足しているのがおかしいのです。

　麻痺の程度が軽い患者を多く受け持つほうがスムーズに自宅復帰させて高い評価を得るのに有利だから、回復期病棟が麻痺の程度の重い患者の受け入れに難色を示す傾向がありました。そのため、現在は重症例を一定の割合で受け入れることが決められています。

　一方、急性期病院も多くの脳卒中患者を受け入れるために、あるいは入院期間の短縮を図るため、リハビリテーション治

療に優れた回復期病棟に優先的に患者を送る余裕がないので、受け入れ先として複数の回復期病棟を患者・家族に提示して選択してもらうことだけで精いっぱいなのが実情です。

　回復期病棟のリハビリテーションスタッフの一日のリハビリテーション治療計画は治療予定の患者で埋まっており、流れ作業のようにリハビリテーション治療を行っています。毎回同じような施術を受け、手足にさしたる変化も感じられないまま40〜60分きっかりで終わり、部屋を出されてしまうとの患者の不満は尽きません。

　現場で働いているスタッフにとっても、大勢の患者を時間内に"さばく"のに精いっぱいで、「この人にはもう少しこうしてあげたい」と個別性を十分に考慮し自分の技術を発揮できる機会に乏しく、やりがいを失っているのではないかと懸念しています。

　早期退院を目指す国の方針自体に異を唱えるつもりはありませんし、充実したリハビリテーション治療をして、本当に社会生活ができるレベルまでADLを引き上げて退院させるのならなんの問題もありません。その「社会生活ができるレベルのADL」をリハビリテーションスタッフが分かっていて、それを退院の目標にしてくれればいいのですが、早く退院させたいがためにそのハードルを低めに設定してしまうと、結

局、患者は家に帰ってADLで不自由して困ってしまうことになります。 病院のなかには、短期間で多くの患者を在宅復帰させたいがあまり評価が甘くなるところがないとはいいきれません。

　もちろん熱心な施設もあることは十分承知していますが、病院でのADL評価と患者の自己評価との間に相当な乖離（かいり）がある場合もあるのです。

　日本のリハビリテーションの現状からは、早く退院できればそこで行われているリハビリテーションの質が高いとは到底言えません。

　なお、「自立」は介護分野でも使われますが、リハビリテーション医療における「自立」とは判断基準が違うにもかかわらず、一般には同列と思われており、それがしばしば混乱のもとになっています。例えば、リハビリテーション医療では伝い歩きであまりにも時間が掛かる移動は自立としませんが、介護認定ではどんなに時間が掛かる伝い歩きでも、移動ができるなら自立とみなされます。

　実生活で困っているのにもかかわらず、介護認定では自立と評価されてサービスが受けられないケースが生じないように介護認定審査会の審査にはさらなる配慮が必要です。

特に手指に対する
有効なリハビリテーション治療が行われていない

　手指は日常生活において手指の分離した複雑な動きが求められるので、脳卒中片麻痺の患者にとって手指へのリハビリテーション治療の効果の良し悪しは、そのまま生活の質に反映されることになります。

　しかし、現在のリハビリテーション治療では手指の分離運動を促進するのが非常に難しいと言わざるを得ません。指の伸展[※11]ができないブルンストロームステージ（BRS）Ⅲと４指の伸展ができるBRSⅣとの間、さらにBRSⅣと５本の指を個々に動かすⅤの間に高い壁があるのです。

　2000年代初頭から広まり始めたCI療法は、BRSⅣを対象に、物品操作の改善を目的としています。麻痺肢の集中的な治療のために、非麻痺側上肢をミトンなどで１日５〜６時間、10日間拘束します。物品操作と麻痺の改善がありますが、患者負担の大きいことが問題です。

　CI療法の基本的な考え方は「指が伸展するのだから、物品操作を自分で繰り返せばできるようになるはずだ」という基本的な考えがありますが、物品操作に必要な指の動きは患者がひたすら努力して見いだす他ないのです。野球に例えるならコーチが選手に「素振りを毎日400回繰り返せば、そのうち打てるようになる」というだけの指導に等しいのです。

これでは患者は何をどうしたらよいか分からないまま試行錯誤に長い時間を掛けざるを得ません。それでも目覚ましい効果が得られるのならよいのですが、患者の大変な努力の割には得るものが少ないと感じるのは私だけでしょうか。しかし、CI療法に含まれるトランスファーパッケージ[※12]は非利き手の片麻痺に多いのですが、手指麻痺の改善にもかかわらずADLで麻痺肢上肢を使ってくれない例には効果的です。

振り回される治療者の悩み、技術力向上が頭打ち

リハビリテーション治療の中核的役割を果たす療法士を悩ませる要因には、

1）医師とリハビリテーションスタッフ間の意思の疎通の悪さと決定の遅さ
2）職場の変化を嫌う雰囲気
3）海外偏重、実態にそぐわない最近の『脳卒中治療ガイドライン』

があります。

1）医師とリハビリテーションスタッフ間の 意思の疎通の悪さと決定の遅さ

リハビリテーション医療に限らず、医療は医師の処方や指示に従って薬剤師、看護師などのスタッフが治療を行います。

もっと麻痺改善に効果的なリハビリテーション治療を学び実践したいと考えても医師の許可が必要ですし、治療内容の不十分さに気づいても医師に忌憚ない意見ができるかといえば、リハビリテーションスタッフからはなかなかできないのが実情です。

　私はこれまでに研修の場などで知り合った何人もの熱心なPT、OTに、職場について話を聞いています。「医師に自分の勉強した新たなリハビリテーション治療を許可してほしい」と申し出たらよいのではと助言しています。しかし彼らの返事によると、医師に相談しても「そのやり方は、自分はよく知らないからやらないで」と拒絶されたり、「調べてから回答します」などと回答が得られないままに終わったり、彼らの希望はまず通りません。特に、施設のトップにいる医師が脳外科や神経内科などの領域で長年活躍しており、新たな職場となったリハビリテーション医療の専門的な研修が不十分な場合に問題が多いようです。

２）職場の変化を嫌う雰囲気

「私にとって、リハビリテーション治療は専門外で、リハビリテーションスタッフが専門とする領域ですから、お任せします」の姿勢の医師もいます。しかし、この場合も、施設の指導的立場にあるリハビリテーションスタッフの方針に沿っ

たリハビリテーション治療が勧められる、あるいは患者から
「Ａ先生のリハビリテーション治療を受けたい」とのクレー
ムが出ないように他のスタッフと同じリハビリテーション治
療が求められることが多いのです。

　治療技術の向上と実践の機会が与えられなければ、リハビ
リテーションスタッフは新しい取り組みへの積極性をそがれ
ます。職場の停滞した雰囲気が日本のリハビリテーション治
療の進歩を遅らせる大きな理由になっていると考えます。

３）海外偏重、実態にそぐわない最新の『脳卒中治療ガイド ライン』

　日本で脳卒中診療に携わる医療従事者の、臨床での治療法
の判断材料となるのが『脳卒中治療ガイドライン』です。よ
り効果的な治療をするために数年に一度改訂され、現時点で
は『脳卒中治療ガイドライン2021（改訂2023）』が最新です。

　多くの無作為ランダム化比較試験など科学的検証（エビデ
ンス）に基づいて、効果的と考えられる治療法などを推奨す
る資料で、リハビリテーション医療についても記載がありま
す。

　リハビリテーション医療に携わる者にとって、治療の指針
となるべきものですが、残念ながらその内容は必ずしも日本
の充実したリハビリテーション治療の進歩を反映したものに

なっており、日本のリハビリテーション治療を後退させることが危惧されています。

『脳卒中治療ガイドライン』の作成手順を大まかに説明すると、世界中で発表されたランダム化比較試験の英論文を元にしたシステマティックレビュー[※13]で有効性や安全性などの総合的な評価をして、推奨度を決めていきます。つまり、発表された英論文数が多い治療法ほど有利で、その代表的存在がCI療法です。その半面、論文数が少ない優れた先進的な治療法は推奨どころか、検討対象にもなりません。

国内の優れた和文のランダム化比較試験の結果が軽視されることは非常に残念です。リハビリテーション医療については、2015年版まで日本リハビリテーション医学会が日本脳卒中学会から委託を受けて作成していましたが、2021年版から日本脳卒中学会が作成しています。少なくともリハビリテーション医療については、日本リハビリテーション医学会に全面的に任せるべきではないでしょうか。実際に海外に比べて格段に優れた日本のリハビリテーション医療の現場で、臨床・研究に携わっている日本リハビリテーション医学会員が和文のランダム化比較試験の論文を含めたデータに基づいて作成するのが本筋だと考えます。

従来の療法が脳卒中患者を苦しめる
効果的な治療が行われていないリハビリテーション医療の現場　第1章

このままでは、日本の麻痺の治療水準は
いっこうに上がらない

　脳の可塑性が明らかになり「麻痺は改善する」との科学的事実が明らかになった今、「麻痺は回復しない」と信じている医師は少ないはずですが、依然「麻痺回復には時間が掛かる」との考え方は根強くあります。

　このため、回復期病棟では、自らの役割を麻痺の回復ではなく、「歩行、ADLを自立させ、一日でも早く自宅復帰させることだ」と、割り切った主張が目立ちます。こう言えば、麻痺治療に力を入れないことを合理化できるからです。しかし、これでは「麻痺した手足を動かしたい」との患者の望みに沿った治療はしてもらえず、困惑するのは患者やその家族です。

　現在の日本のリハビリテーション医療では、麻痺治療の不十分さに困っている人がたくさんいます。「今のままでも、仕事として成り立っているから」と現状維持を続ければ、患者を幸せにできず、治療者としてのやりがいも見いだせませんから、麻痺治療のレベルアップは喫緊の課題です。個々人のレベルでは、向上心や責任感のある医療従事者もたくさんいるにもかかわらず、リハビリテーション医療全体となると現状維持を優先して、新しい効果的治療法が普及しない実情は残念でなりません。

最も困るのは患者とその家族

　回復期病棟への入院は最大1日3時間のリハビリテーション治療を受けられる非常に貴重な期間です。入院期間は多くが3〜4カ月（最長180日）で、退院した後もリハビリテーション治療を受ける機会はありますが、治療の時間と頻度が激減します。

　リハビリテーション治療を受ける患者に、施設選択の自由はないに等しいのが現状です。急性期病院での治療が終了すると、他の病院を紹介されますが、転院先の回復期病棟の治療内容についての情報を十分得ないままへ転院する例がほとんどです。

　昨今はインターネットが情報源になりそうですが、病院のホームページには「一人ひとりの状態に合わせた訓練」とか「多職種によるチーム医療を重視」「清潔で広々した訓練室」などの通り一遍の記述で、リハビリテーション治療の特色を述べているのは非常にまれです。ほんの数行でも、脳卒中へのリハビリテーション治療で力を入れて取り組んでいるのはこれですといった参考になる情報があればよいのにと思います。

　結局、患者は自分で決めることが難しいので、急性期病院の紹介に頼るしかありません。急性期病院は脳卒中を発症したばかりの患者を受け入れるため、回復期病棟の紹介につい

てはリハビリテーション治療のレベルの良否よりも転院までの待ち時間の少ないことを優先せざるを得ません。

　回復期病棟退院後、さらにリハビリテーション治療を受けたい場合は患者が自分で外来リハビリテーションか介護老人保健施設、自費リハビリテーションの施設を探すことになります。しかし各リハビリテーション施設で行っているリハビリテーション治療についてインターネットで検索しても、患者や家族が具体的な内容を知ることはまずできません。かくして、麻痺回復に希望をもって転院した回復期病棟でのリハビリテーション治療は残念な結果に終わり、外来リハビリテーションや自費リハビリテーションで期待どおりの成果が得られないという八方ふさがりの状況に追い込まれてしまいます。

　それを「自分の努力が足らなかった」あるいは「麻痺は治らないものだ」とあきらめる人も少なくありません。しかし、そうではないのです。そもそも日本で行われているリハビリテーション治療の中に少なからず効果的でないものが多いのです。

　もし自分や自分の家族が脳卒中片麻痺になったらどんなリハビリテーション治療を受けたいか──そう問われたら、現時点で最高の治療を受けたいと思うのが普通です。

　一方、自分たちが行っているリハビリテーション治療が、

自分が受けたい最高の治療だと自信をもっていえるのでしょうか。そうではないと感じているからこそ、この本を手にとってくださっているのだろうと推察します。問題はそれすら気づかず、自分たちのリハビリテーション治療になんの疑問も感じていない医療従事者や施設が、いちばん立場の弱い患者に不利益を押し付けていることを気にも留めていないことです。これには憤りすら感じます。

　脳卒中患者への医療と保健の関わりを考えると、回復期病棟で毎日最大180分のリハビリテーション治療を受けられることは非常に恵まれた特別な期間であって、この期間のリハビリテーション治療者はリハビリテーション治療の質の良否が患者の人生を左右するのだという意識を持つことが求められます。私の知人の言葉ですが、「医療従事者の心と魂が抜けている」と批判されないようにしたいものです。

　一般の方の中には回復期リハビリテーション病棟退院後にもリハビリテーション治療の機会があるからよいだろうと考えている人もいるでしょうが、回復期病棟を退院後の外来リハビリテーション治療や介護老人保健施設では1日20～40分、週に1～2回のリハビリテーション治療と、治療時間と頻度が激減します。つまり回復期病棟を退院した後、デイサービスなどの介護サービスを利用しても、麻痺や歩行障害の改善はあまり期待できません。

介護サービスの充実は、患者のストレス解消と家族の介護
負担の軽減などのQOLサポートという重要な役割を担って
います。もし患者が介護サービスに麻痺や歩行の改善を期待
しているとしたらそれは大きな誤解です。

　デイサービスの多くはゲームなど楽しい時間を過ごすこと
を目的にレクリエーション色が強いサービスしか提供されま
せん。そのためこれらの活動を通して麻痺や歩行、ADLの
改善を望むのは非常に難しいことです。

　なかには、歩行訓練などのリハビリテーション治療に力を
入れている施設も少数存在しますが、訓練的な面を重視して
体を動かすプログラムを導入するには、PT・OTといった医
療職を配置する必要があります。人件費が増えるので、現行
の介護保険制度下では、そうした施設の増加はあまり期待で
きないと思います。

※1　**脳血管内治療**
　　　頭蓋内や頸部の病変を、直接切開せずに、血管内に細い管（カテーテル）
　　　を挿入して薬物を注入するなどして行う治療

※2　**静注血栓溶解**
　　　薬物を静脈内に注入し、血栓を溶かして血流を再開させる治療

※3　**姿勢反射障害**
　　　バランスを崩したとき反射的に姿勢を変え重心を移動させることがで
　　　きず、転倒しやすくなること

※4　シナプス
　　神経細胞間に発達した、情報伝達のための構造

※5　上位プログラム
　　大脳皮質が関わる高次な情報処理を行う仕組み

※6　ＣＩ療法
　　片麻痺患者に対し、健側手を三角巾やミットなどで拘束して、麻痺側
　　上肢を使う練習をするリハビリテーション治療

※7　大脳皮質
　　大脳の表層を覆う部分で、知覚や随意運動、思考、記憶、学習などの
　　高次脳機能を担う

※8　三動作歩行
　　杖→麻痺側の足→健側の足の順番で前に出して歩く歩行

※9　二動作歩行
　　杖と麻痺側の足を同時に前に出してから、健側の足を前に出して歩く
　　歩行

※10　横断歩道の信号設定
　　健常高齢者や子どもの歩行速度（1メートル／秒）を想定した所要時間
　　に余裕をもたせて時間を設定している

※11　伸展
　　関節を伸ばす

※12　トランスファーパッケージ
　　手指の動きで可能なADLで麻痺肢の使用を約束してもらい、実際に使
　　えたかを記録して貰って、上手くできない場合は指導を繰り返す

※13　システマティックレビュー
　　関連する研究論文を文献データベースから系統的かつ網羅的に検索・
　　収集し、研究方法などの一定の基準で選択して評価し、エビデンスと
　　してまとめる

第 2 章

諦めていた片麻痺を驚くほど改善させる

神経路を再建・強化する
促通反復療法とは

「選択的に、目標の神経路の興奮水準を高める」
画期的なリハビリテーション治療

　脳科学の研究に大きなブレイクスルーを与えた「脳の可塑性」は、脳卒中片麻痺治療にも希望の灯となりました。脳の役割は部位ごとに決まっており、ひとたび損傷を受けると代替不可とされていましたが、他の領域で代替可能であることが分かりました。

　しかし、リハビリテーション従事者が脳の可塑性を正しくリハビリテーション治療の方法へ落とし込むには、これだけの理解では不十分です。もう一つ麻痺回復には重要なキーポイントがあり、それなくしては効果的なリハビリテーション治療への応用はできないのです。残念ながら、日本のリハビリテーション治療はそのキーポイントに目を向けないまま、脳の可塑性だけが独り歩きしている状況といえます。

　それでは何が麻痺回復のキーポイントになるのか、といえば、「選択的」なのです。まず脳の可塑性とは何かをもう少し学術的に説明します。

　脳の可塑性は、大きく「中枢プログラム説」「脳の役割分担の変更と神経路の組み替え」および「ヘッブ理論」に基づいて説明できます。

　中枢プログラム説とは、思いどおりに手足を動かすことが

できる（随意運動）のは脳に運動のプログラムがあるからだとする理論です。その説は脳細胞一個ずつの活動が記録できる技術が発展して裏付けられました。これ以前の「反射説」は、実験動物の脳から脊髄の間を切断する実験で得られた結果を基にした考え方です。旧来の神経筋促通法は反射説に基づいています。

　脳が役割分担を変更できることは、脳の可塑性を語るうえで前提となる事実です。

　一側大脳半球[※14]からの運動性下行路[※15]（錐体路）は、大部分（85％ほどとされている）は対側半身を支配しますが、一部（15％ほどとされている）は同側半身を支配しています。また、もともと神経路は多重的に結合しており、組み替えが可能です。

　つまり一側大脳半球が損傷を受けて、対側への運動性下行路が完全に機能を失っても、非損傷半球からの同側への運動性下行路への支配が働けば、さらに神経路の組み替えが起こせれば、麻痺は回復するという事実です。

　なお、神経路の組み替えには二つあります。一つは神経側芽[※16]による神経路の再建で、損傷された神経細胞に代わり、近傍の神経細胞の軸索[※17]から側芽が伸びて情報伝達の回路が形成されるものです。

諦めていた片麻痺を驚くほど改善させる
神経路を再建・強化する促通反復療法とは　第2章

もう一つはアンマスキングです。もともと一つの神経細胞は多数の神経細胞とつながっていますが、頻繁に機能しているのはそのなかの一つで、他の神経路の働きは隠されています（マスキング）。そして、脳卒中などにより、通常機能していた神経路が損傷するとマスクがとれ、隠されていた神経路が機能するのです。

図1. 脳卒中片麻痺の機能回復のメカニズム：脳の可塑性

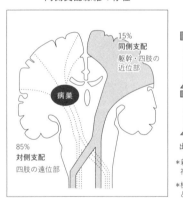
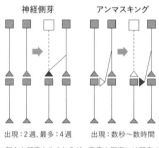

＊新たな細胞も生まれるが、麻痺の回復には既存の神経細胞の関与が大きい。
＊機能回復に有利な条件は脳損傷後の時間経過とともに消失する。

川平和美、他：片麻痺患者のための運動療法、医学書院、2016

　なお、神経側芽は受傷後2週間、アンマスキングは数秒〜数時間で出現することが、基礎研究では明らかになっていま

す。このことは、急性期から回復期にかけての受傷後早期のうちから、麻痺肢に対するリハビリテーション治療を徹底して行うことが、脳の病巣の改善と麻痺回復を促進するために効果的であることを示しています。

　脳の可塑性は数々の動物実験で裏付けされています。例えばサルを用いた実験で、大脳皮質を部分切除すると歩けなくなりますが、一日150〜280分の他動運動や歩行訓練をすると約2カ月で歩行可能となります。この大脳皮質切除と徹底したリハビリテーションを繰り返せば、両側大脳皮質を切除しても猿は歩きました。

図2. 両側大脳皮質切除も歩行可能にした
　　徹底したリハビリテーション治療

全大脳皮質切除後も歩行を回復したサル

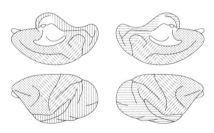
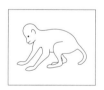

大脳皮質切除後に関節可動域訓練と支持下でのバランスやステップ、歩行訓練などの徹底したリハ治療（15-20分、10-14回/日）を約2〜14カ月行った。歩行を回復したら、次の大脳皮質切除と徹底したリハ治療を繰り返すと、両側大脳皮質切除後4日目には歩行を回復した。

全大脳皮質切除後：4日
リハビリテーション
15-20分、10-14回／日

① 四肢・体幹・頸部の
　他動運動
② 体幹の支持下で
　バランス、ステップ、歩行

「脳の破壊+早期リハ」の反復 → 全大脳皮質切除

Travis AM, Woolsey CN: Amer J Phys Med 35: 273-310, 1956

感覚についても、前脚の感覚を伝える神経路（頸部の後根）を切断すると前脚の感覚受容野は体への刺激に反応しない状態になります。しかし、十数年後には前脚の受容野は隣接する顔の受容野に変わっており、それまでの常識が覆されて、可塑性の研究に大きなはずみが付きました。

図3. 後根切断による感覚野に常識を覆す可塑性が発現

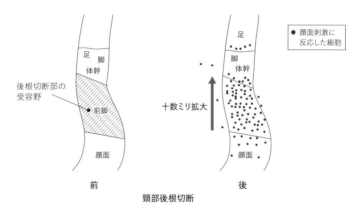

T P Pons et al: Science 1991, 252(5014): 1857-1860.

前脚の感覚路（頸部の後根）を切断すると十数年後には前脚の受容野は隣接する顔の受容野に変わりました。顔と前脚の受容野の境界の移動が十数ミリ以上あり、当時の常識であった境界の移動は1〜2ミリを大きく上回りました。

脳梗塞のサルで、麻痺肢の強制的な使用が機能回復と運動野の麻痺肢の支配領域の変化を起こしたことから、麻痺肢へのリハビリテーション治療の重要性も示されました。

図4. 麻痺側前脚の強制使用による機能回復の運動野の変化

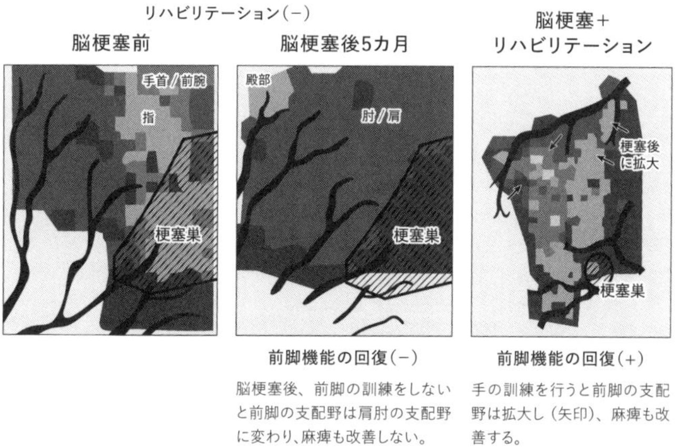

リハビリテーション(−)
脳梗塞前　　　脳梗塞後5カ月

脳梗塞＋
リハビリテーション

前脚機能の回復(−)
脳梗塞後、前脚の訓練をしないと前脚の支配野は肩肘の支配野に変わり、麻痺も改善しない。

前脚機能の回復(＋)
手の訓練を行うと前脚の支配野は拡大し（矢印）、麻痺も改善する。

Nudo RJ, et al: Science 1996, 272 : 1792-1794

脳梗塞後、放置するとサルは麻痺側前脚を使わず、5カ月後も麻痺の改善はないばかりでなく、梗塞前の指や手首の支配野は肘や肩の支配野になりました。脳梗塞後に健側前脚を拘束して、麻痺側の指でレーズンを取るリハビリテーション治療を行ったサルでは、機能回復と指や手首の支配野が拡大しました。

また、ネズミを用いた実験で、ひげの感覚野に脳梗塞を起こすとひげの感覚障害が生じましたが、そのひげに徹底して感覚入力を行うと、病巣の部分に神経栄養因子が出現して、たくさんの神経細胞が助かり感覚障害も改善しました。この実験結果は、麻痺肢に対するリハビリテーション治療は同時に病巣の治療でもあることを示唆しています。

　一方、ヘッブ理論はシナプスの可塑性を示すもので、発見者であるドナルド・ヘッブの名前からHebbian theoryとも呼ばれます。神経細胞間のつなぎ目であるシナプスの結合の強度は一定ではなく、神経細胞の間に興奮伝導が繰り返されると、そのシナプス結合は増強されますが、神経路にやみくもに興奮を伝えても試行錯誤を繰り返すだけです。

　促通反復療法は治療者が促通操作によって、興奮伝導する神経路があらかじめ選択されていますから、新たな神経路の効率的な再建・強化ができるのです。

　つまり、新たな神経路の形成や強化に必要な目標の神経路への集中的な興奮伝導を行うことが必要ですが、それには患者の意図した運動を誘発して目標の神経路だけに興奮を伝えること、言い換えると習得目標の運動を繰り返し実現することが重要なのです。

図5. 神経路の結合・強化：シナプスの可塑性（Hebbian theory）

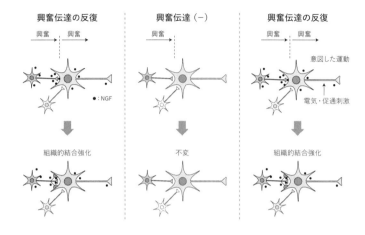

川平和美、他：片麻痺回復のための運動療法; 促通反復療法「川平法」の理論と実際.
医学書院、2017 の図表を改変

左側：伝達を繰り返すとシナプスの結合が強化されます。

中央：患者の努力で生じた神経細胞の興奮が次の神経細胞に伝わらなければ、シナプスの変化はありません。

右側：患者の努力で生じた神経細胞の興奮が次の神経細胞を患者の運動努力に合わせて電気刺激で筋収縮を起こす、あるいは促通刺激（伸張反射など）で「選択的に神経路の興奮水準を高める」ことができれば興奮伝導が生じるので、患者の意図した運動が実現します。これを繰り返せば神経路が強化され、麻痺が改善します。

かみ砕いていえば、右示指を伸ばしたいなら右示指を伸ば
す神経路の興奮性を高めた状態にして、患者が右示指を伸ば
す努力をすれば、目標の運動路に患者の運動努力の興奮が伝
わって、右示指を伸ばす運動が起こります。

　やみくもに手足を動かして、不特定多数の神経路を「広く
浅く」興奮させるのでは回復を促せないのです。

意図した運動の誘発と反復のために：
促通反復療法

　促通反復療法の治療原理と促通操作について説明します。

　世界で初めて、脳の可塑性とヘッブ理論を中核とする選択
的神経路の強化をリハビリテーション治療に導入して、革新
的リハビリテーション治療として確立したのが、促通反復療
法です。

　促通反復療法が意味するところは、「促通」が麻痺した上
肢や下肢に意図したとおりの運動を実現すること、「反復」
を原則100回ずつ繰り返すことです。

　この「選択的に神経路の興奮水準を高める」手法は、CI
療法や先端科学の粋を集めたBMI（ブレイン・マシーン・イ
ンターフェース）を含めて、他の新しい麻痺治療でも非常に
弱い部分です。

図6. 促通反復療法の治療の原理: 選択的神経路の強化

促通操作 → 神経路の指定 → 試行錯誤（－）

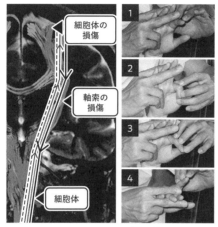

※ 1 〜 4 を反復、示指伸展の神経路の強化

川平和美、他：片麻痺回復のための運動療法; 促通反復療法「川平法」の理論と実際.
医学書院、2017 の図表を改変した

治療者の(2)(3)促通操作によって、患者の示指を伸展する運動努力は目標の運動路に伝わり、示指の伸展が実現します。これを100回反復して目標の運動路を強化します。

　もう一つの方法である機能的電気刺激法[※18]ですが、患者の運動努力に合わせて、麻痺肢に電気刺激を与えて患者が意図した運動を起こせば、同時興奮した神経路は結合し、強化されます。20世紀末に確認されたことは、電気刺激のみで筋収縮を繰り返すと筋肥大や筋力増強は起こるが麻痺の改善（随意性の向上）はない、ということです。麻痺の改善には

患者の運動努力に重ねて電気刺激で筋収縮を起こすことが必要です。

　私共も麻痺肢を免荷した状態で、運動努力に合わせて肩の屈曲から個々の指のモーターポイント（電気刺激で筋収縮が起こる部位）に高電圧電気刺激を与えました。2週間の訓練で明らかに麻痺が改善しました。

　しかしながら、個々の指の伸展にまでなると電気刺激による運動誘発には電極や電気刺激の調整に手間取るので、個々の指の屈伸運動などの選択的な神経路の強化には促通反復療法が有利です。なお、促通反復療法に電気刺激や振動刺激、磁気刺激などを併用すれば、さらに効果が上がります。

　促通反復療法の上肢や手指、下肢への促通操作は、タッピング[19]や伸張反射[20]などを用いていますが、特徴は（1）治療者が神経路を選択できる、（2）選択した神経路への興奮伝導の反復によって選択的な神経路の強化ができる、（3）ADLに関与する実用的運動パターンが多い、ことです。この選択的神経路の再建と強化ができるのが、旧来の神経筋促通法などとはまったく異なる点です。

　現在、片麻痺上肢の機能回復を目指して、表1に示すよう

表1. 片麻痺上肢へのリハビリテーション治療

治療	時間（分）	適応（BRS）	治療内容の特徴
促通反復療法	20-40	Ⅲ Ⅶ Ⅶ Ⅲ	目標の運動の実現と反復で選択的な運動強化→上肢・個々の手指・下肢の機能回復 通常リハより麻痺改善 ＊重度〜軽度麻痺が電気・磁気・振動刺激、ボツリヌス療法の併用で効果増大
拘束運動療法（CI,CIMT）	300	Ⅳ Ⅶ	非麻痺側上肢を拘束、麻痺肢での物品操作を5〜6時間、10日間 トランスファーパッケージ→麻痺側上肢の使用拡大
NEURO	240	Ⅳ Ⅶ	rTMS＋強化作業療法（4時間）、10日間 rTMS療法で非障害半球からの障害半球抑制を除いて、麻痺肢での作業療法4時間
機能的電気刺激法（FES）	20-40	Ⅰ・Ⅴ	EMGトリガード：患者の運動努力（EMG）に同期して筋に電気刺激、個々の手指で、調整が微妙 重度麻痺：非麻痺肢のEMGで麻痺肢の筋に電気刺激
ミラー療法	20-40	Ⅶ Ⅳ	非麻痺肢の運動を鏡に映し、その運動を麻痺肢で行う
Arm Basis Training	20-40	Ⅲ・Ⅳ	臥位で各関節を最大可動域の自動運動を反復、座位での物品操作の改善が少ない
ロボット訓練	40-60 15-20	Ⅰ Ⅶ Ⅱ Ⅶ	パワーアシストロボット：運動の大部分が他動運動 促通機能付きロボット、HAL：自動介助運動、意図実現を介助
神経筋促通法	20-40		従来のリハ治療より優れることはない
認知神経リハ	20-40		閉眼下で物の形状や肢位を判別する治療、麻痺改善はない
再生医療（進行中） BMI			目標の神経路の再建・強化のリハ治療が不十分 目標の運動の誘発が不十分

BMI：ブレイン・マシーン・インターフェース

現在、臨床で用いられているリハビリテーション治療を挙げます。患者の麻痺の程度や患者への負担、治療効果を考慮して、治療方法を選択します。高価な機材を用いず、重度麻痺から軽度麻痺まで治療効果が大きいのは促通反復療法です。研究開発が進む再生医療やブレイン・マシーン・インターフェースの課題は選択的な神経路の強化に必要な意図した運動の実現と反復の手法です。

に、多様なリハビリテーション治療が行われ、治療対象となる麻痺の程度、治療時間、患者への負担の程度、期待される効果の大小を考慮して治療方法を選択することになります。

促通反復療法は通常の治療時間で意図した運動の実現と反復が可能で、重度麻痺から軽度麻痺まで治療効果が大きいです。拘束運動療法とNEURO（経頭蓋磁気刺激と作業療法）も有効ですが、指がある程度動くこと（BRS: IV以上）と４〜５時間の物品操作を行う精神力が求められます。機能的電気刺激は重度麻痺から軽度麻痺までを適応とする効果的な治療法ですが、治療機器が必要です。その他の治療法の詳細な説明は省きます。

「役立つ手」「役立つ脚」を目標とする治療法

社会復帰を目標とするリハビリテーション治療は、機能回復と歩行・ADL自立の両立が重要です。片麻痺への賢い治療戦略とは、どちらか一方だけではなく、機能指向と物品操作やADL・歩行などの課題指向をあわせもつことを意味します。

促通反復療法は、個々の指の分離した動作も可能になることから、上肢の機能回復ばかりが注目されがちですが、治療目的はあくまでも「生活で使える状態にする」こと、つまりADLの向上にあります。

私が促通反復療法を発表した当初、機能回復に時間を掛け

ると片手動作訓練や歩行訓練がおろそかになりADLが上がらない、したがって社会復帰を重視する回復期病棟でのリハビリテーション治療には不向きとの批判を受けたことがあります。リハビリテーション治療の最優先事項である廃用予防、拘縮予防よりも麻痺改善が優先されると誤解されていたわけですが、決してそのようなことはありません。促通反復療法は決して機能回復ばかりに力を入れ、ADLを軽視したリハビリテーション治療ではありません。麻痺の改善も、歩行・ADLの向上も達成できるのが促通反復療法の大きな特徴なのです。

　促通反復療法による下肢リハビリテーション治療は「使える脚」を目指した戦略をとっています。実際、通常のリハビリテーションより促通反復療法のほうが、歩行とADLが向上することもランダム化比較試験で科学的に証明しています（75ページの図16参照）。

患者が切望する手指の麻痺と歩行障害の回復にも効果

「麻痺指の一本一本まで動かすぞ」

　手指を以前のように動かしたいとの希望は患者の希望のなかでもとりわけ高いものの一つです。しかし、ヒトの手指の動きは複雑であるうえ、麻痺肢の腕を支えるだけで手指の痙縮が高まり、指の動きが悪くなるので、治療に難渋する

PT、OTが多いのも事実です。

　機能回復し「役立つ手」にするには、腕を支える肩と肘の機能向上と同時に指の細かい操作性の向上が重要です。どちらかが欠けても、「役立つ手」にはなりません。

　一般的な上肢のリハビリテーション治療は、患者を臥位にして麻痺側上肢と手指の関節可動域訓練、次に座位での指で物品を操作する訓練も行います。促通反復療法では関節可動域訓練を兼ねた促通操作を併用した自動介助運動を肩甲帯、肩、肘、手指と進め、腕を上げることから指一本一本の動きを改善させるリハビリテーション治療を100回ずつ行いますから、物品操作が従来のリハビリテーション治療よりも大きく改善します。

上肢と肘への基本的手技

　上肢と手指への促通反復療法は物品操作での多様な運動を反映して、多くの促通操作を用いています。本書では肩甲帯、肩、肘、手指の物品操作に関連した代表的な促通操作法を説明します。促通操作の詳細を学ばれたい方は、医学書院から刊行されている『片麻痺回復のための運動療法』をご覧ください。

1. 肩甲骨の外転・外旋と内転・内旋

　肩甲帯の随意性向上は肩関節の屈曲、肘関節の屈曲と伸展の改善につながります。特に前鋸筋と上腕三頭筋を刺激しての肩甲骨の外転・外旋は、上肢の屈筋痙縮の抑制と肩の屈曲と肘の伸展の機能回復に重要です。重度麻痺や中度麻痺では肩甲帯の動きが悪いことが肘の屈伸を難しくしていることが多いです。

図7. 肩甲骨の外転・外旋と内転・内旋

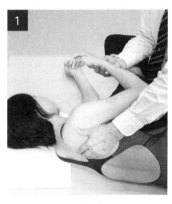 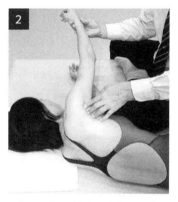

肩甲骨の内側縁（菱形筋）を示指から小指の指先で小刻みにタッピング

示指で上腕三頭筋腱を、中指から小指の指先で肩甲骨の外側縁（前鋸筋）を突く

肩甲骨の外転・外旋に前鋸筋への刺激、内転・内旋に菱形筋への刺激を用います。ハンドマッサージャーの振動刺激は治療者の指による促通刺激より強力です。

現在は基本として、電気刺激を三角筋前部か僧帽筋上部、上腕三頭筋に入れた状態で行います。

2. 肩の屈曲

肩関節の拘縮は屈曲と外旋の制限が多く、この促通反復療法による肩屈曲の自他動運動は拘縮と痛みの予防と実用的な上肢能力の回復に効果的です。

肩の痛みには、腱板（ロテーターカフ）が肩関節の大結節と肩峰との間で擦れるインピンジメントが多いので、肩屈曲時に肩外旋位を保つこと、肩外転を含まない肩屈曲、上腕骨頭の上方への突き上げを避けることが大切です。

治療は背臥位（仰向け）で行い、促通刺激として、中指と薬指で三角筋前部へのタッピングと上腕骨頭を押さえながらの肩屈曲を行います。図8に示すように、中指と薬指はタッピング後も圧迫して、大きな運動を可能にします。ADLに必要な肩関節可動域である 90 度以上を繰り返し、関節軟骨の擦り合わせ、関節包の伸張を十分行います。

操作を早くしようと治療者が押して肩屈曲すると痛みの原因となります。

原則として、電気刺激を三角筋前部と僧帽筋上部に与えた状態で行います。

図8. 肩屈曲の促通法：中指と薬指でのタッピング

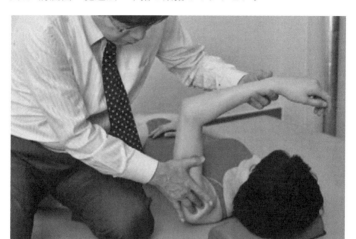

治療者は片麻痺上肢を肩屈曲90度、外旋位、肘屈曲60度に保持します。治療者の中指と薬指で三角筋前部をタッピングし、上腕骨頭を押さえながら片手で前腕を支え、患者の運動努力とタッピングによる肩屈曲に最大屈曲まで追従します。従来の他動による関節可動域訓練の代わりでもあるので、ADLに必要な肩屈曲90度以上を繰り返します。

促通反復療法を体験した梨木香歩さんと
鍋倉淳一教授の感想

　作家の梨木香歩さんが霧島リハビリテーションセンターに見学に来られた時、促通反復療法のタッピングを経験してもらいました。治療者が促通操作によって、片麻痺の患者が意図した運動を麻痺した肩や指に誘発・誘導できることを納得

されました。その感想が『不思議な羅針盤（新潮文庫）』の「変えていく、変わっていく」の中にあります。

　教授が私の腕の肩への付け根を指で軽く、ポンポン、とタッピングし、それとほとんど同時に、「はい、腕を上げてみて」と言われたことがあった。そのとおり素直に上げているつもりでも、その腱へのタッピングの箇所が少し移動するたび、腕は内側、外側と私の思わぬ方向へ向かうのだ。しかも、教授のもう一方の片手は予めその動きを予想して、そちらで待ち受けているのだから（暗示ではない、私は腕を上げる時点で教授の片腕がどちらにあるか分からない）、確信的なのである。
　特定の動きを引き起こしやすい刺激を外部から与える。繰り返しそれを反復することによって、患者が、意図した動きをより正確に実現できるよう、さまざまな工夫がなされている。こういう精緻さもまた、川平法の特徴である。

　脳科学の最前線で活躍する研究者の鍋倉淳一教授は生理学研究所での私の講演で、促通反復療法に関心を持たれて、渋谷にあった促通反復療法研究所へ見学に来られました。患者

への促通反復療法の見学だけでは飽き足らず、自分も治療を体験したいとマットに横になられました。一流の科学者は何事にも深い興味を禁じ得ないのです。

　教授は意図した運動として、上肢を同じように上げているのに私のタッピングの部位によって、運動方向が私の思いどおりに変えられること、個々の指も伸展の直前に私が素早く指を曲げ、タッピングすると、その指だけが楽に伸展することに驚かれました。

　教授は「促通反復療法の本質はタッピングにあり」「他の片麻痺治療とは次元が異なる治療手技である」と看破されました。

3. 前腕の回外

　前腕の回外と回内は物品操作に必要で、これができるBRS: Ⅳ以上ではADLでも患者の不自由さは軽減されます。前腕の回外は共同運動が残っているBRS: Ⅲでも、促通操作によって可能になる運動ですので、機能回復とADL向上の両面で重要です。

　現在は基本として、前腕の回外筋あるいは回内筋、あるいは両筋に電気刺激を与えた状態で行います。電気刺激併用は治療効果を高めます。

4. 前腕の回外から手を顎へ

まず前腕の回外を利用して、肘の屈曲と肩の屈曲を容易にして、「手を胸へ、顔に、額に」を可能にして、「役立つ手、上肢」にします。次に肩肘と手指の機能が良い例では、前腕の回内を利用して肘伸展を促通して、前に置かれた対象物の操作を容易にできます。手順としては、「手を机の先へ」「手を物干しへ」「手をつむじへ」と手指の到達点を前方から上前方へと拡大して、「役立つ手、上肢」にします。

図9. 前腕回外から手を顎へ

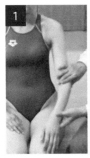 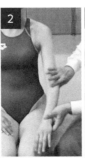 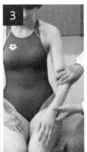 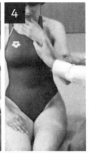

| 前腕回内位で手を大腿に置く | 親指で前腕を素早く回内して回外を促通し、もう一方の手の中指を浮かす | 前腕回外が誘発されたら、もう一方の手の中指で二頭筋を押さえて肘屈曲を促通 | 大きな肘屈曲で手を顎へ |

前腕を素早く回内して、回外が誘発されると、肘と肩の屈曲が容易になります。共同運動が残っていても、肩甲帯の内転と肩外転の運動を避けて、手を顎へ当てることができます。治療者は「手のひらを見てから肘を曲げます」と患者にまず前腕の回外を努力させ、次が肘の屈曲であることを理解させます。

原則として、三角筋前部あるいは僧帽筋上部、前腕の回外筋に電気刺激を与えた状態で行います。

個々の指の運動

個々の指の運動まで促通操作ができるのが、促通反復療法が他のリハビリテーション治療法の追随を許さない理由の一つです。指にはさまざまな形と大きさの物を操作する多様な運動が求められます。

ここでは、物を挟む、つまむのに必要な母指の伸展外転と掌側外転、示指の伸展と屈曲について紹介します。

手指の屈筋の腱は手関節掌側を、伸筋の腱は手関節背側を走行していることから、指の伸展は手関節掌屈位で、屈曲は手関節背屈位で容易になります。指の伸展は顔の上で容易で、患者も指の動きを見やすいので、手指の促通操作はほとんどが臥位で行います。

物品操作で役立つ手にするには、母指と示指の間に物を「挟む」ために母指の伸展外転掌側が、「指先でつまむ」ために母指の掌側外転と示指の屈曲が必要です。

5. 母指の伸展外転

母指と示指の間に物を「挟む」ことができると、ADL では着替えの際に衣類を挟んで固定する、ハサミで紙を切る際

に紙を挟んで固定するなど役立ちます。手指の関節可動域訓練不足による母指のCM関節の拘縮、母指と示指の間の皮膚や母指内転筋の短縮が阻害要因です。

　基本的には母指の伸展外転が少し生じる程度の電気刺激を前腕に与えた状態で促通操作を行います。

図10. 母指の伸展外転

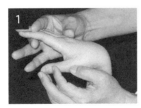

手首関節掌屈位に保持

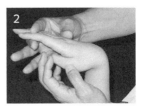

中指で母指を素早く屈曲させ母指でMPを押す

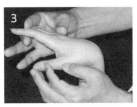

中指は誘発された母指の伸展外転を妨げない

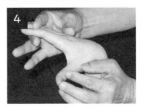

大きな母指の伸展外転へ

手関節を掌屈位に保持して、治療者の中指で母指のMP関節を膨らませるように素早く屈曲し、直後に治療者の母指でMPを押して伸展外転を促通します。治療者の中指は誘発された母指の伸展外転を妨げないように追従して、大きな母指の伸展外転を実現します。

6. 母指の掌側外転

物品の操作では、「指先でつまむ」ことは重要です。母指対立位つまり母指と他の4指が向き合う形が作れること、母指と他の指の指先を当てる運動が必要です。ここでは母指と示指でつまむために、母指の掌側外転と示指の屈曲の促通操作を示します。

図11. 母指の掌側外転の促通操作

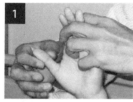

母指を掌屈外転位に保持

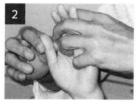

示指で母指を素早く掌側内転位へ

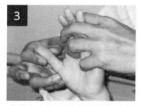

薬指と小指で短母指外転筋をタッピングして、掌側外転を誘発

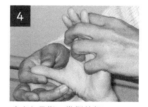

大きな母指の掌側外転へ

母指を掌屈外転位に保持し、治療者の示指で母指を素早く掌側内転し、直後に治療者の薬指と小指で短母指外転筋をタッピングして掌側外転を誘発します。誘発された掌側外転に追従して、大きな母指の掌側外転を実現します。

原則として、短母指外転筋に電気刺激を与えた状態で行います。

7. 示指の伸展

　母指から小指の個々の指の伸展は片麻痺手指への促通操作の基本で、共通する操作の原則に従っています。示指の伸展操作は分かりやすいので示します。示指伸展の操作は、麻痺

図12．示指の屈伸

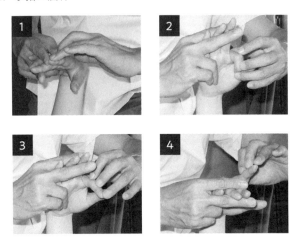

(1)治療者は母指を手背に、薬指を麻痺手の示指の爪に当てます。(2)治療者は「人差し指を伸ばして」と指示したら、爪に当てた薬指で麻痺手の示指を素早く屈曲し、連続した操作として、示指で麻痺指のMPを屈曲させます。(3)(4)示指の伸展が誘発されたら、治療者の指は麻痺指に触れているだけで示指の伸展に追従します。

手を患者の顔の前に掌屈位に保持して行います。

原則として、総指伸筋に電気刺激を与えた状態で行います。

8. 示指の屈曲・伸展

書字や箸の使用、キーボードタイピング、ピアノ演奏など手段的日常生活動作（IADL）に含まれる行為には、手指の高い巧緻性と素早い運動での協調性が求められます。

図13. 示指の屈曲・伸展

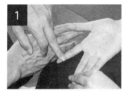

中指で示指の掌側を擦って、屈曲を促通

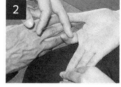

中指は誘発された屈曲を妨げない

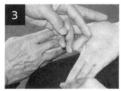

中指は誘発された母指の伸展外転を妨げない

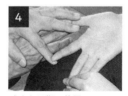

大きな示指の伸展へ

治療者は中指で示指の掌側を擦って、屈曲を促通し、誘発された示指の屈曲に追従します。示指の屈曲が最大に近づいたら、治療者は示指で示指を押して深く屈曲させ、薬指でMPを屈曲させて、示指の伸展を誘発して、大きな示指の伸展を実現します。

指の屈曲と伸展が不十分な場合、指屈曲時は手関節背屈、指伸展は手関節掌屈を併用し、伸展が弱い時には総指伸筋に電気刺激を与えた状態で行います。

ここでは示指の屈曲・伸展を示しますが、書字や箸の使用では母指から薬指、キーボードタイピング、ピアノ演奏では母指から小指までの治療が必要です。

この屈曲と伸展の促通操作を用いて、指の円滑で大きな屈曲・伸展を繰り返すと、指の運動時の力の調整と円滑な運動の切り替えが向上して、キーボードタイピングやピアノ演奏が向上します。

従来のリハビリテーション法に比べ
麻痺改善に大きな差

促通反復療法は従来のリハビリテーション法に比べて麻痺と物品操作の改善が明らかに大きいことが、我々のランダム化比較試験[21]で証明されています。

促通反復療法を行う群と従来のリハビリテーション法を行う群（対照群）に無作為に割り付け、4週間実施して、麻痺の程度（FMA[22]）と物品操作能力（ARAT[23]）の改善量を比較すると、麻痺の程度と物品操作能力の改善は2週間後と4週間後とも明らかに促通反復群のほうが大きく、促通反復療法が従来のリハビリテーション治療より上肢の麻痺と物品

操作能力を改善することが証明されました。

　ADL改善においても、促通反復療法を下肢に受けた群はFIMの総合得点、運動項目得点とも通常リハビリテーション治療より優れていました。上肢と手指の促通反復療法も通常治療より改善が大きい傾向がありました。これらの結果から、脳卒中回復期において、促通反復療法が通常のリハビリテーション治療よりもADLを改善する治療法であることが示されました。特に注目すべきは、平均入院期間は促通反復群が通常治療群より9日も短いことです。

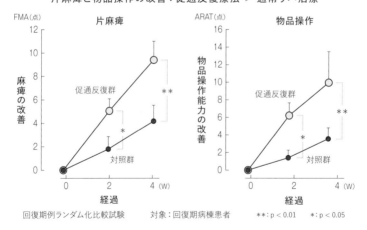

図14. 回復期　片麻痺上肢への促通反復療法と
　　　通常リハビリテーション治療の比較

Shimodozono M, et al: Neurorehabil Neural Repair. 2013; 27 (4): 296-305

図15. 回復期の片麻痺上肢、手指、下肢への促通反復療法と
通常リハビリテーション治療の比較

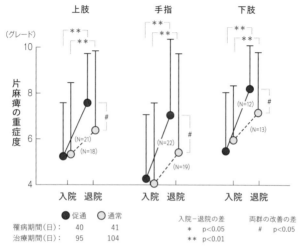

木佐 俊郎、他: Jpn J Rehabil Med 2011; 48: 709-716

脳卒中片麻痺の回復期の52症例を対象に、通常治療群と促通反復療法群とに無作為に割り付け、リハビリテーション治療を約17週行って、麻痺（12グレード）とADL(FIM)での改善量を比較しました。

片麻痺の改善は上肢、手指、下肢とも促通反復療法群が2グレードほど、通常治療群が1グレードほどと、促通反復療法群が通常治療群より2倍の改善と明らかに大きくなっていました。さらに重要なことは、促通反復群は上肢、手指、下肢とも共同運動レベル（6グレード以下）から共同運動分離レベル（7グレード以上）に改善していることです。

図16. 回復期片麻痺例のADLへの促通反復療法と
通常リハビリテーション治療の比較

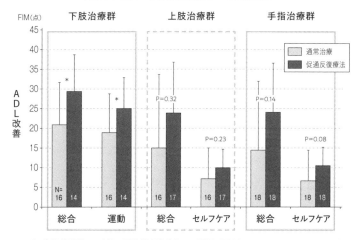

ランダム化比較試験　対象：回復期病棟患者　評価：FIM (Functional Independence Measure)

木佐 俊郎、他: Jpn J Rehabil Med 2011; 48: 709-716

下肢に関するFIM得点の改善は、促通反復療法群が通常治療群に比べ総合および運動項目とも明らかに大きくなっていました。上肢と手指についても、促通反復群が通常治療群より大きい傾向がありました。

表2. 促通反復療法を含む3カ月のリハビリテーション治療の
　　　回復期の脳卒中患者486例での治療成績

片麻痺の程度（BRS）	リハ治療前	リハ治療後	p 値
上肢	3.2 ± 0.9	4.2 ± 0.8	< 0.01
手指	2.4 ± 1.1	3.7 ± 0.9	< 0.01
下肢	3.8 ± 1.0	4.5 ± 0.8	< 0.01
歩行能力（FAC）	1.4 ± 1.2	3.6 ± 1.0	< 0.01
ADL（BI）	54.4 ± 22.0	72.8 ± 16.2	< 0.01

BRS: ブルンストローム・ステージ、FAC: Functional Ambulation Category 、BI: バーセルインデックス

Matsumoto S, et al: Brain Injury 2016, 30 (13-14): 1722-1730

片麻痺は上肢、手指、下肢ともブルンストーロム・ステージで1段階改善し、歩行、ADLとも大きく改善しました。

　表2に回復期病棟で、促通反復療法を含むリハビリテーション治療を3カ月受けた脳卒中患者の治療成績を示します。片麻痺は上肢、手指、下肢ともBRSで1段階改善し、歩行、ADLとも大きく改善しています。

　重要なことは、促通反復療法は麻痺の改善だけでなく、ADL、歩行も同時に改善する治療法であって、麻痺治療に

努力すると歩行、ADLの改善が少なくなるという従来の概念を超えた新たなリハビリテーション治療であることです。

　急性期例への治療効果について、促通反復療法が通常治療より、上肢機能と手指機能の改善が大きかったです。

図17. 急性期脳梗塞への促通反復療法と
　　　通常リハビリテーション治療の効果比較

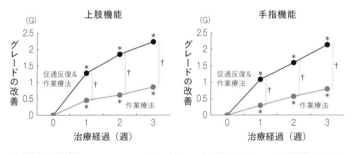

射場、他：総合リハビリテーション 43; 2015 (6): 563-566.

急性期脳梗塞片麻痺患者24例について、促通反復療法群と通常作業療法のみを実施した通常治療群について、麻痺の改善量を比較しました。麻痺の改善は促通反復療法群が上肢（肩と肘）と手指とも明らかに大きくなっています。

重度麻痺、慢性期の麻痺、歩行障害にも改善効果

脳卒中の重度麻痺に対するリハビリテーション治療は、現代医学をもってしても難しいものです。特に上肢運動麻痺の改善は効果的な治療法の開発が遅れていたので、困った実情があります。

脳卒中後の上肢麻痺に対するリハビリテーション治療として名前が挙がるCI療法も、ランダム化比較試験でエビデンスが確立されたといわれていますが、治療対象となるのはあくまで麻痺側の肩・肘・前腕がある程度随意的に動くことや、手指の伸展ができること（BRS：IV以上）であるとの条件がつきます。

脳卒中リハビリテーション治療において、代償手段による能力障害の改善も重要ですが、麻痺側の機能回復を望む患者に対し、そのニーズに応えられるリハビリテーションが行われていないことは問題であると私は考えます。

これに対し、促通反復療法は、重症例も治療対象となります。従来の関節可動域訓練の代わりに行えば、拘縮予防だけでなく、さらに機能回復の効果も期待できる治療法なのです。

それは、促通反復療法が、神経側芽の再建やアンマスキングに加え、ヘッブ理論に基づいて治療者が選択的再建、強化することで、重症度にかかわらず麻痺と歩行障害の改善を促

すことができるリハビリテーション治療だからです。指は動くがぎこちないので改善したいという軽症例にも、麻痺でまったく動かない手をなんとか動かしたいと切望する重度麻痺患者にも希望を与えるリハビリテーション方法こそが、促通反復療法なのです。

　脳卒中後平均59カ月を過ぎた慢性期でも促通反復療法を6週間実施すると、軽中度麻痺群は上肢（肩肘）と手指とも2グレードの大きな改善があり、物品操作は20点の大きな改善を示しました。一方、重度麻痺群は、肩肘の麻痺は明らかに改善しましたが、手指の回復がなく、物品操作も改善がありませんでした。対象全体では、促通反復療法により上肢と手指の麻痺の程度、物品操作能力とも明らかに改善していました。

　これらの結果から、発症より1年以上経った慢性期においても、促通反復療法は麻痺改善効果があることが証明されました。

　180日間の回復期リハビリテーションを経て不満足な結果に終わった患者であっても、促通反復療法で機能の回復が見られ、「役立つ手」「役立つ脚」を取り戻したケースは多数あります。

　もちろん軽症であるほど、また急性期から治療を開始する

図18. 慢性期片麻痺上肢への促通反復療法の麻痺と物品操作への効果

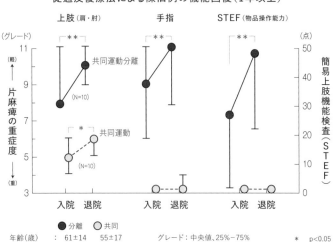

野間知一、他: 総合リハ 2008, 36 (7): 695-699

発症より1年以上経過した脳卒中片麻痺患者20人（平均年齢58歳、平均罹病期間45カ月）に1日に40分間の片麻痺上肢（肩、肘）への促通反復療法を6週間実施しました。

治療開始時の麻痺の程度で、共同運動レベルの重度麻痺群（白丸）と分離運動が可能な軽中度麻痺群（黒丸）に分けると、軽中度麻痺群は麻痺改善が上肢（肩肘）と手指とも2グレードの大きな改善があり、物品操作は20点の大きな改善を示しました。

ほうが大きな効果が見込めるのはどのリハビリテーション治療法にもいえることであり、促通反復療法も同様です。

下肢麻痺と躯幹、歩行障害への
リハビリテーション治療と効果

　片麻痺の患者の歩行の安定性と速度は立位バランスの安定性と麻痺側爪先が床を引きずらない（爪先のクリアランス）程度で決まります。この2つの条件を満たすには、健側下肢と躯幹の筋力強化と歩行時の健側立脚（立位バランスの良い健側でしっかり立つ：健側下肢の垂直線上に頭がある）です。つまり、歩行能力の回復を左右するのは健側の下肢と躯幹筋の強化と歩行訓練中の「健側にしっかり立って」という指示です。

　脳卒中発作時の躯幹筋と下肢筋力の強い65歳以下では麻痺の改善が歩行の回復に貢献しますが、この年代でも健側下肢と躯幹の強化が歩行、ADLの改善を加速します。

促通反復療法による片麻痺下肢と体幹の機能回復

　下肢と体幹への促通反復療法は歩行や起座に含まれる多くの運動に対応した多くの促通操作を用いています。本書では下肢麻痺の改善や歩行に関連した代表的な促通操作法を説明します。促通操作の詳細を学ばれたい方は、医学書院から刊

行されている『片麻痺回復のための運動療法』をご覧ください。

片麻痺下肢への基本的手技

　麻痺の回復促進にはマット上の安定した状態で、共同運動を分離する運動パターンと歩行に必要な運動パターンを新しく工夫した促通操作を加えながら100回ずつ反復します。

　本書では歩行の運動パターンの習得に必要な股関節内転筋の痙縮抑制法と歩行パターンの促通法（麻痺側立脚に必要な股関節の伸展・外転と遊脚期に必要な股関節の屈曲内転、足関節の背屈）に絞って説明します。

1. 股関節内転筋の痙縮抑制法

　従来の関節可動域訓練に代わるリハビリテーション治療です。股関節内転筋の痙縮と短縮（拘縮）予防と中殿筋の賦活を目的として行いますが、共同運動の分離を進める促通操作でもあります。下腿三頭筋と股関節内転筋への振動刺激痙縮抑制法を併用するとさらに効果的です。

　股関節屈曲・外旋・外転パターン痙縮抑制法は、（1）屈曲開始時に他動的に素早く内旋して外旋を誘発（2）治療者の下肢と上肢で股関節の屈曲・外旋・外転を介助（3）治療者は他動的に屈曲・外旋・外転を痛くない範囲で拡大する、という

図19. 股関節内転筋の痙縮抑制法

振動刺激痙縮抑制法

下腿三頭筋（計1分）

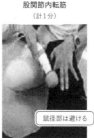

股関節内転筋（計1分）

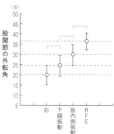

鼠径部は避ける

痙縮抑制操作と股関節の自動外転角 M

（グラフ：股関節の外転角（度）、横軸：前／下腿振動／股内側振動／RFE）

股関節屈曲・外旋・外転パターン（計10回）

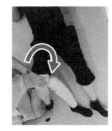
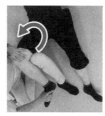
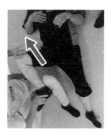

杉本誠、他: 第53回日本理学療法学術大会, 2018

股関節内転筋群の収縮を抑制するため、ここでは振動刺激痙縮抑制法を下腿三頭筋と股関節内転筋の遠位部に行い、次に股関節内転筋の痙縮を抑え、中殿筋の働きを高める股関節の屈曲・外旋・外転パターンを行っています。

順で行われます。

　この5分程度の治療で、股関節中殿筋の活動が高まり股関節の自動外転運動の角度は16度も拡大します。

2. 股関節の伸展外転と屈曲内転

　股関節の伸展外転は安定した歩行に必要な運動パターンで、促通操作では下肢の伸筋痙縮抑制の効果もあります。

3. 下肢の伸筋痙縮抑制と足関節の背屈

　下肢の伸筋痙性の強い例では下肢の屈曲は難しく、関節可

図20. 逃避反射による足関節背屈と下肢の伸筋痙縮の抑制

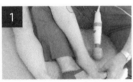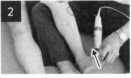

足趾を爪で引っ掻いて、逃避反射による足関節背屈を誘発

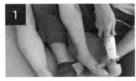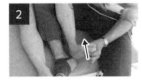

足趾の爪への振動刺激で逃避反射による足関節背屈を誘発

下肢の伸筋痙縮の抑制効果が大きく、足関節の背屈の促通操作の前に行う。痛みとして感じる患者もいるので、事前の説明と強さの調整が必要。

足趾の足底部を爪で引っ掻く刺激や足趾の爪への振動刺激で、逃避反射による足関節の背屈と膝屈曲が生じます。下肢の伸筋痙縮の抑制効果があります。

動域訓練も不十分となるので、股関節と足関節に拘縮が多い
のです。足趾の爪への振動刺激や足趾の足底部を治療者の爪
で引っ掻くことによる逃避反射は下肢の伸筋痙縮を抑え、足
関節の背屈を誘発するのに効果的です。ただし、刺激を痛み
として感じる患者もいるので、事前の説明と強さの調整が必
要です。

　総腓骨神経や前脛骨筋への電気刺激下で行う足関節背屈の
促通反復療法の前に行うと治療が効果的です。

4. 股関節の伸展・外転・外旋（保持）、膝関節の伸展
⟷ 股関節の屈曲・内転・外旋、膝関節の屈曲（背臥位）

　歩行の基本的な運動パターンは、股関節の伸展・外転と屈
曲・内転です。片麻痺では股関節の内転筋の痙縮のため麻痺
側の中殿筋の筋力低下が生じ、麻痺側下肢で立つ時にお尻が
グラッと揺れるトレンデレンブルグ徴候が起こります。

　リハビリテーション治療として、麻痺側下肢で立つ時に必
要な股関節の伸展外転を反復すれば中殿筋が十分に働いてト
レンデレンブルグ徴候が軽減します。さらに、麻痺肢を振り
出す時に必要な健側立脚と骨盤挙上、股関節の屈曲内転が習
得されると歩行は大きく改善します。健常者では骨盤挙上な
しでも爪先のクリアランスは良いのですが、片麻痺患者では
少しの骨盤挙上で爪先のクリアランスを楽にして、ぶん回し

図21. 歩行の運動パターンの実現と習得

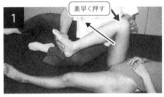
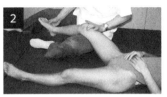

股関節：内転・屈曲 → 外転・伸展・(外旋位保持)

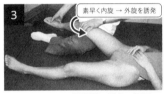
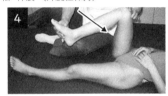

股関節：外転・伸展 → 内転・屈曲・(外旋位保持)

治療者はこの歩行パターンを誘発する操作として、(1)中殿筋への促通操作（素早く押す）で股関節の伸展・外転を促通することと、(3)股関節屈曲筋への促通操作（素早く内旋して外旋を誘発）で股関節の屈曲・内転を促通することが大切です。

たり、高く足を持ち上げたりして床に叩きつけることを避けるのが非常に大切です。

　下肢への効果ですが、通常治療として、関節可動域訓練と健側下肢・躯幹の強化のため反復起立訓練（1日100回以上）と平行棒内歩行や補装具（下肢装具や杖）を用いた歩行訓練を行いました。当時の歩行訓練は健側立脚の理論と技術が不十分でしたが、下肢麻痺の改善は入院後2週以降では促通反復療法の期間にのみ認められました。

図22. 片麻痺下肢への促通反復療法の麻痺と筋力への効果

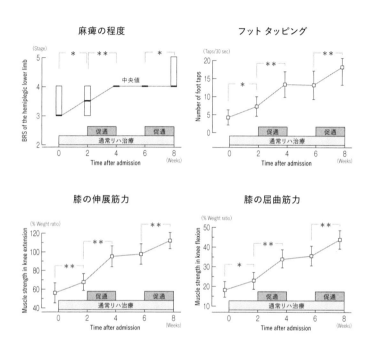

Kawahira K, et al: J Rehab Med, 2004, 36 (3): 159-164

通常治療として、関節可動域訓練と健側下肢・躯幹の強化のため反復起立訓練（1日100回以上）と平行棒内歩行や補装具（下肢装具や杖）を用いた歩行訓練を行いました。下肢麻痺の改善は入院後2週以降では促通反復療法の期間にのみ認められました。

歩行訓練

　脳卒中片麻痺患者の歩行能力を回復することは脳卒中リハビリテーション医療の最重要課題として、多様なリハビリテーション治療が試行され、発展してきました。現在も新たな歩行訓練法の研究と開発が続いています。

　現在の歩行障害へのリハビリテーション治療の問題点を理解するために、片麻痺患者への歩行訓練の変遷を説明します。

　歩行訓練の基本的な考え方は、正常歩行を回復することです。しかしその後の下肢装具や機能的電気刺激法、ロボットの研究開発の発展にもかかわらず、私がリハ医学・医療を学び始めた40年前からほとんど変わっていません。

　要約すると、(1) 患者に正常歩行に近づける努力を求めて、正常歩行の習得を目指す、(2) 歩行時は麻痺側下肢に体重を掛ける努力（麻痺側荷重あるいは均等荷重）を求めて、麻痺の改善と正常歩行（対称性歩行）の習得を目指す、ことです。

　治療方針が治療者ごとに異なったり、時代の流れに従って変化した部分は以下に挙げます。(1) 長下肢装具や短下肢装具は動きを制約するので使用しない、裸足は感覚入力が増えるので好ましい（科学的検証で無効のため、現在はこの考えは否定）(2) 麻痺肢の機能回復と運動発達に従った運動の訓練を行えば、健側強化への努力は不要である（十分な健側強

化のない治療法の成績が悪いことは実証されているが、いまだに健側強化を軽視する治療者が多い）（3）徹底した健側強化をして歩行訓練すれば十分で、麻痺の回復は自然回復である（健側強化と麻痺の改善促進の治療が可能なことを促通反復療法は証明している）（4）課題指向重視に従って、共同運動分離など機能回復のための治療はせず、ひたすら歩行訓練を行う（痙縮や共同運動の増悪によって、期待どおりの効果は得られていない）（5）訓練用ロボット（他動での正常歩行は無効。患者の運動能力が必要：HALやウェルウォーク他）。

　しかし、（1）から（4）は期待どおりの効果は得られず、その他にも以下に紹介するリハ治療などが試みられましたが、多くは理論的な誤り、つまり、習得目標の歩行パターンを患者の運動努力を伴って実現し、反復することにつながらないので、期待どおりの効果が得られていません。

（a）麻痺肢の運動や感覚入力を制限する下肢装具は使わないことが麻痺や歩行の改善につながるので、裸足での歩行訓練を行う：有害無益（b）平行棒を用いた歩行訓練は患者が平行棒を掴んで引っ張って、バランスをとるので、できるだけ平行棒外の歩行訓練を行う：効果的でない（c）重度の麻痺で長下肢を装着した患者は治療者が後ろから抱えて支えた上で、長下肢を治療者が振り回して歩行訓練を行う：習得したい歩行を患者の運動努力で実現できず、効果的でない。（d）

免荷して（体を吊り上げる）、トレッドミル上での歩行中に、歩行訓練用のロボットで他動的に正常歩行を行う：患者の運動努力がないので、PTが指示・介助する訓練に劣る。

　これまでの歩行へのリハビリテーション治療を振り返ると、（1）麻痺側下肢に荷重する（麻痺の改善も期待）、あるいは（2）両側下肢に均等荷重する（歩行の左右対称性）が多く行われましたが、麻痺の改善も歩行能力の改善もなく、麻痺肢の痙縮を強めることが明らかです。

　麻痺側は単に突っ張っているだけで、バランスをとることはできません。「健側立脚」は重心位置が健側肢にあるため、麻痺側荷重や均等荷重よりはるかにバランスが良いことが分かります。

歩行訓練の変革

　リハビリテーション医療が進歩した現在でも、麻痺側下肢で立位バランスをとり、その爪先で床を蹴り出す（プッシュオフ）ができるまで麻痺を回復することは難しいのです。片麻痺患者はトウクリアランスが悪い（爪先が床に引っ掛かりやすい）ので、健常者と同じ「正常歩行」はできません。

　促通反復療法が従来の歩行訓練と異なるのは、片麻痺患者ができるはずのない正常歩行を治療目標とせず、片麻痺患者

にとって大切なバランスが良くて（転倒がなく）、歩行速度と良い歩容、痙縮抑制を実現できる革新的な歩行訓練を確立したことです。特長は健側立脚による立位バランスとトウクリアランスの改善、二動作歩行による歩行速度と良い歩容、早い歩行自立です。

立位バランス

脳卒中患者が立っている時、健側下肢と麻痺側下肢でバランスをとっているか、足底圧の中心の移動（調整が大きいと前後の長さが拡大します）と重心の移動（安定していると小さくなります）を指標にして比較します。

図23．健常人と脳卒中患者の重心と足底圧の移動

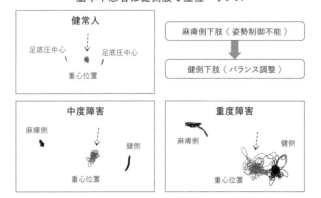

Genthon N: STROKE 2008. 39(6): 1793-1799

上段の健常人は両足の足底圧中心の動きが小さく、矢印で示す重心位置の動きも小さいです。つまり、健常人は両下肢の微妙な調整によって安定して立っています。下段の脳卒中患者は麻痺側の足底圧中心は動かず、健側の足底圧中心が大きく動き、重心位置も健常者より大きく移動しています。さらに麻痺が重度になると重心の動揺が増大し、しかも姿勢の調整を行っている健側下肢に近づきます。つまり、麻痺肢は突っ張っているだけで、健側下肢が立位バランスをとっているのです。

トウクリアランス（つま先を床に引っ掛けないこと）

歩行は移動手段ですから、転ばないことが最優先です。みなさんが歩行速度にこだわる必要はなく、室内で一人の歩行だけでよい場合は三動作揃い型歩行で十分です。しかし、歩行の方法が変わっても、転倒の防止には健側強化でバランスをよくすること、つま先を床に引っ掛けないように歩く工夫が必要です。

促通反復療法で歩行速度を重視するのは、効果的な歩行訓練を考える上で分かりやすい指標であること、良い立位バランスが必要であるからです。みなさんの家庭環境と身体能力に応じて、二動作歩行か三動作歩行を選ぶことになります。いずれにしても、つま先を床に引っ掛けない賢い方法を

図24. 片麻痺患者のつま先を床から浮かす戦略

脳卒中患者は健側肢で立位バランス

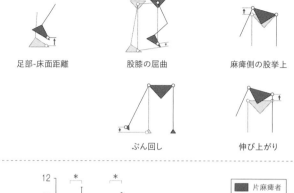

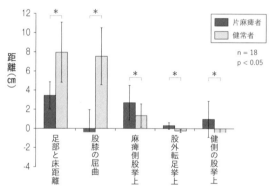

「健側」立脚重視 → 足部－床面距離を増大
→ 麻痺側の骨盤挙上や伸び上がり、股外転ぶん回しを軽減

Matsuda, F, et al: Japanese Journal of Comprehensive Rehabilitation Science.
2016; 7: 111-118

図24を参考にして学んでください。

　床からつま先の距離を示します。上図に戦略を、下図に実際の床から爪先の距離の最大値を示します。まず下図の床からつま先の距離は、片麻痺患者は健常者の半分ですが、つま先を浮かすのに役立っているのは、麻痺側の股の挙上、健側の股の挙上です。麻痺の改善として喜ばしい股関節と膝関節の屈曲はつま先を上げるのに役立たず、歩容を悪くする「ぶん回し」も効果的ではありません。

「健側立脚の重視」は、「麻痺側の腰の挙上」による爪先のクリアランスを容易にしますから、「楽に」「スイスイ」の歩行につながります。

　一方、正常歩行を目指す方法は、最も難しい「股膝の屈曲」を求め、爪先が床に引っ掛かりやすくなっても、他の代償法を禁止するのですから、患者にとって、「苦難の歩行訓練」「頑張っても成果の少ない」歩行訓練となります。

【下肢（含 体幹）と歩行編】
歩行障害へのリハビリテーション治療の変革：
さらば正常歩行、楽にスイスイ格好良く

従来のリハビリテーション治療

　歩行障害への従来のリハビリテーション治療は片麻痺患者ができるはずのない正常歩行（左右対称で、両下肢に均等に荷重、代償運動のない）を目指して、歩行訓練を行います。

　治療内容の問題点は（1）片麻痺患者にできるはずがない正常歩行を求めること（2）麻痺の回復や痙縮抑制が効果的でないこと（3）関節可動域訓練や痙縮抑制に要する臥位の時間が長いこと（4）歩行に必要な運動パターン（麻痺側の股関節の伸展・外転、健側下肢での立位と麻痺側骨盤挙上での下肢の振り出し）を軽視していることです。

促通反復療法

　促通反復療法が求めるのは、（1）「さらば正常歩行」：片麻痺患者ができもしない正常歩行は求めない（2）「楽にスイスイ」：麻痺肢の爪先のクリアランスを良くする健側立脚と二動作歩行、躯幹と健側下肢の筋力増強、補装具や機能的電気刺激、ロボット「使えるものは何でも使う」によって、横断歩道を渡れるくらいの実用的歩行速度を獲得する（3）「格好良く」：体をゆすったり下肢を振り回したりするなどの歩

行の異常が少ない、に要約されます。

　専門的に言い換えれば、目標は高い安定性と実用的スピード、良い歩容、片麻痺の悪化や関節の変形を起こさない歩行を求めます。

　そのため、最優先の訓練は、歩行やADLの改善に直結する健側強化には反復起立訓練として、マットや椅子からの立ち上がりを毎日100回以上行うことです。もちろん、拘縮予防の関節可動域訓練も促通操作下で自他動運動の形で50〜100回行います。従来の他動運動での関節可動域訓練は20回ずつですから、拘縮が生じます。

1. 反復起立訓練

　躯幹と健側下肢の筋力増強のため、座位からの反復起立訓練を1日100回以上行います。健側下肢の強化ですから、姿勢の対称性や均等荷重にこだわる必要はなく、立脚終了時に健側下肢でしっかり立ちます。

　歩行は上下動が少なく筋力増強にはなりませんから、反復起立訓練か階段昇降（上りは健側下肢から、下りは後ろ向きで麻痺側から）が必要です。

　大腿四頭筋か内側広筋への電気刺激刺下で行えば、より効果的になります。

図25. 反復起立訓練

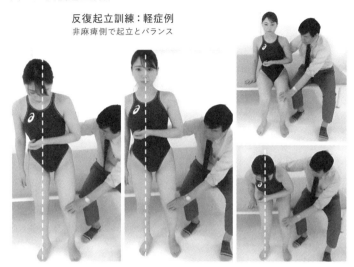

反復起立訓練：軽症例
非麻痺側で起立とバランス

座位から健側下肢で起立し、起立したら健側下肢でしっかり立ってバランスをとります。無益な姿勢の対称性や均等荷重にこだわる必要はありません。

2. 健側立脚と麻痺側荷重の違い

　長年、歩行訓練は歩行中に麻痺側下肢の機能回復と対称性の姿勢を患者に求めることを行ってきましたが、痙縮の増悪と歩行の速度も歩容も期待された効果は得られませんでした。

　ところが、歩行中に姿勢制御できる健側下肢でしっかり立つ「健側立脚」を求めると、歩行中のバランスが安定し、トウクリアランスも改善して、「楽に」「スイスイ」「格好良く」

図26. 健側立脚と麻痺側荷重の姿勢の違い、歩行速度の比較

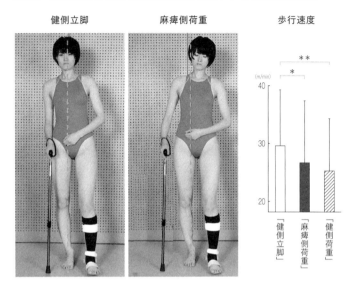

上間智博、他：日本義肢装具学会誌2011,27(2):105-111

健側立脚によって、姿勢制御のできない麻痺荷重よりバランスが良く、麻痺肢が床から浮きやすくなるのでトウクリアランスが良く、患側負荷より良い歩行速度と歩容が得られます。
図右側に示すように、歩行速度も健側立脚が麻痺側荷重より速くなります。
なお、健側荷重は躯幹筋の麻痺が重症で、麻痺側骨盤を引き上げるのが難しい患者が上半身を健側に大きく傾けて歩く状態を意味します。

図27. 健側立脚への修正

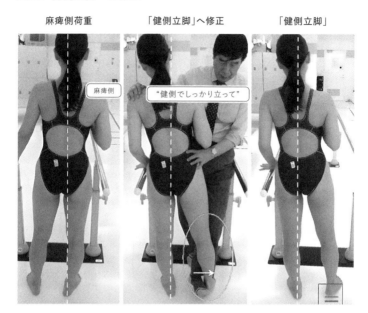

左側：麻痺側荷重は麻痺肢の上に頭部があります。
中央：これを修正するには治療者は自分の下肢で麻痺肢を保持した状態で、頭部と体幹を健側を越えるまで、自他動で傾けることを5回繰り返します。
右側：外部の垂直軸の基準（柱など）に合わせた立位を求めます。垂直軸の修正ができると、麻痺肢の踵が床から少し浮きます。

歩けるのです。「健側立脚：健側でしっかり立って」と「健側荷重：健側に体重を掛けて」とは別物で、健側荷重は無駄な動きを生じるので有効でありません。下肢装具で爪先を上げること、杖に体を寄せることで健側立脚（健側肢でしっかり立って、その上に頭部）を徹底することが爪先のトウクリアランス改善に効果的です。

　健側立脚での二動作杖歩行はバランスが良くて、早い歩行と良い歩容が得られます。

3. 二動作杖歩行

　大多数の患者の歩行訓練の目標は、バランスが良く、実用的歩行速度と良い歩容が得られる二動作杖歩行です。健側立脚によるバランスとトウクリアランスの改善と杖での麻痺肢の着床を楽にすることで、健側下肢での力強い蹴り出しと円滑な重心移動が可能になります。

　この健側立脚での二動作歩行の実現と反復する歩行促通操作の開発により、革新的な歩行訓練ができ上がり、治療効果も大きくなりました。

　毎日、平行棒で手（杖）と麻痺肢の着床のリズム（ほとんど同時だが杖が先）と健側下肢での力強い蹴り出しの訓練と平行棒外での促通操作を併用した歩行訓練を行います。

三動作歩行訓練の問題点

　ここで多くの施設で行われている三動作歩行訓練が有する多くの不利益を説明します。

　四点杖を用いた「三動作歩行揃い型」は、杖→麻痺側振り出し→健側の振り出し：両足の爪先が揃う形で、三動作では一回一回、重心移動が止まるので、安定性は良いのですが、歩行速度が上がりません。この三動作歩行訓練最大の悪影響は、患者を前進させる駆動力である健側での蹴り出しを消失させることです。そのため三動作習得後に二動作歩行へ移行させようとしても簡単ではありません。

　我々の脳と脊髄は何十年も二動作歩行を行い記憶していますから、歩行中の筋電図も三動作より二動作がよく出ます。杖のタイプも円滑な重心移動には一点杖が有利で重心移動、スピードともに向上します。

　したがって、最終到達レベルが短い室内歩行と予測される患者以外は三動作歩行訓練から始めるのは好ましくありません。

4. 歩行の促通法

　患者が目標の歩行パターンを習得するには、習得目標の歩行パターンの実現と反復が必要ですから、それを容易にする歩行促通操作があれば歩行訓練の効果を高めます。

　歩行の促通操作は、図28に示す二動作歩行（杖使用）が

図28. 片麻痺への新たな歩行促通法

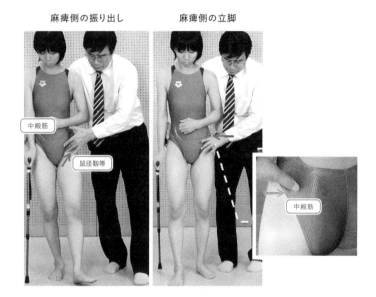

麻痺側下肢の振り出しを促通する鼠径靱帯への刺激を示します。図右側は麻痺側下肢での立脚時には麻痺側中殿筋を刺激して、麻痺側がグラッとするトレンデレンブルグ徴候が出ないようにする操作を示します。

代表的です。この促通操作によって、立位バランスとトウクリアランスが良くなり、楽に麻痺肢を振り出し、麻痺肢で立つ時も安定します。他に、麻痺側の爪先のクリアランスが悪い例に健側立脚時に健側中殿筋のタッピングと麻痺側躯幹筋をつまむ（骨盤挙上の促通）を行います。歩行リズムが遅い

例に両側の立脚時に中殿筋のタッピングを行う方法があります。

原則的に電気刺激を麻痺側中殿筋と健側起立筋、あるいは両側中殿筋、軽い膝折れには内側広筋や四頭筋と麻痺側中殿筋に用います。

躯幹の回旋と側屈の促通法

片麻痺例の歩行は健側下肢での立位バランスと麻痺側下肢

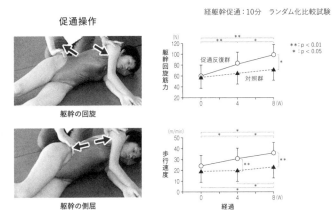

図29. 躯幹への促通反復療法(10分)と筋力・歩行の改善

廣川琢也、他：理学療法学.2013;40:457-464

通常の促通反復療法を含む治療に加えて、10分間の躯幹の回旋と側屈の促通反復療法を追加すると対照群に比べて躯幹の回旋筋力と歩行速度が明らかに大きく改善します。

のトウクリアランスに依存するので、躯幹筋の強化と歩行パターンに必要な躯幹の回旋と麻痺側の骨盤挙上（側屈）の強化は重要です。残念ながらリハビリテーション治療に含まれないことが多いのですが、10分間の訓練追加で、躯幹筋の筋力と歩行速度が増加します。躯幹へのリハビリテーション治療は、特に65歳以上の高齢者には加齢による躯幹筋の減少があり、歩行自立にも影響しますから重要です。

　原則として、両側の腸骨稜と肋骨の間に電極を貼付して腹筋と背筋に通電した状態で、躯幹の回旋や側屈の促通操作を行うため、歩行訓練中に継続することも多くなります。

5. 立位訓練

　立位訓練は座位訓練が始まったら、姿勢制御の訓練として平行棒内で早期に始めます。

　健側下肢でしっかり立つ健側立脚が基本です。次に麻痺肢に少し体重を掛けたら、直ちに健側立脚に戻すことを繰り返し、重心移動の幅を拡大します。麻痺肢に体重を掛けて保持あるいは両下肢に均等荷重する静的な訓練は無意味です。ただ骨格と靱帯で体を支えているだけで、姿勢制御（立体バランス）の訓練ではありません。

　麻痺肢の膝折れの可能性がある場合、長下肢装具を用います。

姿勢制御（立位バランス）を改善するには

　下肢と躯幹の筋力は良いのに立位バランスが悪い例があります。原因は空間軸の認知障害で、患者が感じている垂直軸が麻痺側へ傾いているのです。つまり、患者は真っ直ぐに立っているつもりでも、麻痺側に傾いた立位となります。したがって、バランスが悪い上に麻痺側爪先を床に引っ掛け、転倒しやすいので、歩行の上達が進みません。左麻痺患者に多い左半側空間無視にしばしば合併します。

　空間軸の修正は座位や立位で体を大きく健側へ傾けることを4〜5回繰り返しては「あの柱（垂直軸の基準となる外的な指標）に体を合わせて」と指示すると修正が進みます。最悪の治療は静的な立位保持訓練で、介助しながらでも平行棒内を歩く方が修正が進みます。

6. 長下肢装具での歩行訓練

　平行棒内歩行では、治療者は患者の後方に立ち、健側の手を健側中殿筋上へ、麻痺側の手を麻痺側鼠径靱帯の上へ、麻痺側の下肢を内旋して外側足部（小趾側）を麻痺肢の踵に当てます。

　治療者は「健側下肢で立って麻痺側下肢を浮かせたら、手と脚を振り出して」と指示し、健側中殿筋をタッピングし、麻痺側鼠径靱帯を下から上にこすります。手と脚を同時に振

図30. 長下肢装具を使用する重度麻痺例の歩行訓練と
　　　下肢装具の誤った設定

「健側立脚」重視：楽に歩行＋平行棒、長下肢装具＝目標の歩行を実現

(1) 長下肢装具
　膝：ロック
　足関節：背屈5度
　健側補高：1～2センチ
　＊爪先のクリアランスを
　　優先

(2) 健側立脚を強く指示
　健側で立って
　頭を健側へ寄せて

(3) 振り出しが少ない例
　麻痺肢の踵を治療者の
　足部で押す

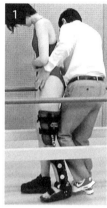
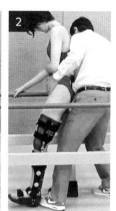

り出すことで、二動作歩行を求め、健側立脚を強調します。なお、患者には麻痺側下肢を注視するよう求めます。

　治療者が患者を抱えて長下肢装具を振り回す歩行訓練が効果的でないのは、免荷・トレッドミル訓練とロボットによる他動的な正常歩行パターンの組み合わせ治療と同じで、患者の運動努力がないからです。

　私は、患者の習得すべき歩行パターンを実現・反復できるので、健側立脚を強調した平行棒と下肢装具を用いた歩行訓

練を推奨しています。大切なことは、患者が意図した運動（運動努力）を楽に実現して反復ができることです。まず、平行棒を掴んでよいから自分でバランスをとって、麻痺肢を振り出し、次に自分で蹴って前に進む運動努力をして歩くことです。

　患者の意図した歩行の実現と反復が歩行訓練の治療効果の決定要因であることを知れば、促通反復療法の歩行促通法や意図実現型ロボットHALが効果的であることが理解できます。

　患者の運動努力を求め歩行訓練ロボットや歩行周期に合わせて電気刺激を与える機能的電気刺激法を組み合わせた歩行訓練前に、電気刺激や振動刺激、促通反復療法により関連する神経路のウオーミングアップがあれば効果増大が期待できます。

　歩行障害への促通反復療法の治療効果は回復期（75ページ図16、76ページ表2）にも示されていますが、慢性期例でも歩行速度やストライド、歩容（三動作歩行から二動作歩行）が改善します。

　患者には常に麻痺側下肢が視野に入るよう前下方の床を見てもらい、視覚的なフィードバックによって麻痺や感覚低下

図31. 慢性期片麻痺への歩行促通訓練（4W）の効果

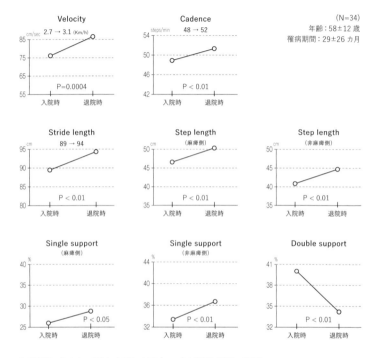

山下真紀、他：Jpn J Rehabil Med 50 (suppl)：S375-S375、2013

慢性期片麻痺患者に歩行の促通法を含むリハビリテーション治療を4週間行うと、明らかな改善があります。まず歩行速度が2.7(Km/h)から3.1(Km/h)、ストライド89(cm)から94(cm)への改善があり、その他にも麻痺側のステップ長（振り出し）や片足で立っている割合（特に健側下肢）が増えて両足で立っている割合が減少しました。

分かりやすく言うと、歩行速度が向上し、三動作歩行から二動作歩行に変わったことになります。

を少しでも代償することを求めます。「顔を上げ、胸を張って」の指示は下肢の伸筋痙縮を強め、麻痺側下肢のコントロールを困難にするのでしないでください。

　課題遂行の訓練が必要だからと、歩行訓練だけを行っても、歩行と麻痺の改善は限定的です。
　歩行に必要な運動パターン（共同運動分離）をマット上で行い、下肢装具や杖を使って習得目標の歩行を繰り返すことが大切です。

　要点を再度まとめます。

・座位、立位での足関節背屈が可能となっても、歩行の中での素早い足関節背屈はできない。多くは伸筋痙縮による足関節の底屈が生じるので、下肢装具、杖での歩行を行う。

・平行棒外の下肢装具なしの歩行は、健側立脚が安定し、着床が杖→麻痺側の踵接地の順で常にできる例だけにする。踵接地後の足底接地が早く、パタンパタンと足音のする例は、踵接地での小刻みな方向を平行棒内で行う。

【眼球運動障害の治療編】
外眼筋麻痺による眼球運動障害への治療

　外眼筋麻痺は脳幹部の眼球運動神経核（動眼神経核、滑車神経核、外転神経核）の障害で起こり、複視や斜視の原因となります。外眼筋麻痺に対する有効なリハビリテーション治療はありませんでしたが、私が開発した迷路性眼球反射と随

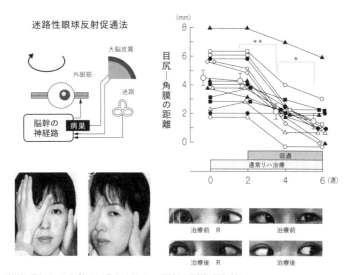

図32. 外眼筋麻痺への迷路性眼球反射促通法

KAWAHIRA K, et al: Clinical Rehabilitation 2005, 19 (7): 627-634

迷路性眼球反射促通法は多数例の検討で、眼球運動は対象期間（2週間）に比べて明らかに大きく改善しました。

意的眼球運動を重ねる「迷路性眼球反射促通法」は大脳皮質から眼球運動神経核、外眼筋へとつなぐ神経路を強化します。

「迷路性眼球反射」促通法

　促通操作は片手で健側の眼を覆った状態で、(1) 患者に「私を見て」と治療者の顔を注視させる、(2) 患者の頭を外眼筋麻痺とは反対の方向へ回旋させる、(3) 迷路性眼球反射による眼球運動が最大に達した時、「私を見て」と治療者の顔への注視を求める、という方法です。これを眼球運動制限の一つの方向につき1日100回を目安に行います。

　対象を両眼でとらえる両眼視機能の障害もある例には、健側眼球の瞬間的な遮蔽を繰り返す両眼視訓練が必要です。

※14　**一側大脳半球**
　　　左右どちらかの大脳半球

※15　**運動性下行路**
　　　大脳皮質の運動野を起始とし下行する運動指令の神経経路の総称

※16　**神経側芽**
　　　神経細胞の軸索から新たに伸びる神経線維

※17　**軸索**
　　　神経細胞の細胞体から伸びる突起で、神経細胞につき通常1本存在する。電気的興奮を伝える機能をもち、他の神経細胞へ情報を出力する役割を担う

※18 機能的電気刺激法

麻痺筋に電気刺激を与え収縮させることで、その筋の随意性を高める治療

※19 タッピング

指先などで目標とする部位をリズムよくたたくリハビリテーションの手法

※20 伸張反射

脊髄反射の一つで、骨格筋が受動的に引き伸ばされると、骨格筋にある受容器（筋紡錘）に刺激の情報が伝わりその筋が収縮する現象

※21 ランダム化比較試験

研究の対象者を2つ以上のグループに無作為（ランダム）にわけ、治療法の検証を行うこと

※22 FMA

Fugl-Meyer Assessment の略。脳血管疾患による運動を中心にした機能障害に対する総合評価である

※23 ARAT

Action Research Arm Test の略。片麻痺患者の麻痺側上肢の物品操作能力の評価である

第 3 章

電気刺激、振動刺激、ロボットの活用……

促通反復療法の効果を加速する「併用療法」

より効果的かつ効率の良い麻痺改善のために

　片麻痺上下肢の運動は大脳からの興奮（運動努力）の強さと脊髄の興奮水準に依存しています。そのため麻痺肢の動きは大脳の興奮水準を変化させる経頭蓋磁気刺激でも、脊髄の興奮水準を変化させる振動刺激や電気刺激でも大きく変化します。

　促通反復療法は選択的に目標の神経路の興奮水準を上げられるので、大脳や脊髄の運動路の興奮水準を調整する磁気刺激や電気刺激、振動刺激、ボツリヌス療法、再生医療などとの併用療法は一段と強力な治療となります。

　今後の片麻痺へのリハビリテーション治療は、運動路の興奮水準を調整する治療と目標の運動路を選択的に興奮させられる治療の併用が基本戦略となります。

図33. 片麻痺治療の基本戦略

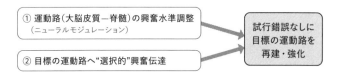

①興奮水準の調整	作用部位
経頭蓋磁気刺激法(rTMS)	大脳
経頭蓋直流電気刺激法(tDCS)	大脳
機能的電気刺激法	脊髄―大脳
振動刺激痙縮抑制法	脊髄―大脳
ボツリヌス療法	脊髄―大脳

②目標の運動路の興奮	試行錯誤
促通反復療法	(±)
機能的電気刺激法	(±)
課題の反復(物品操作...)	(++)
意図実現型ロボット	(±)
BMI	(++)

麻痺を効率良く改善に導く治療法として、これらと特定の神経路の強化法（促通反復療法や機能的電気刺激など）との併用療法が、リハビリテーションの主たる潮流になりつつあります。

　促通反復療法は、少ない患者努力で意図した運動をより選択的に、高頻度に実現することができますが、さらに効率的な神経回路の再建・強化を行うために、大脳皮質や末梢から各種刺激を併用する手法の開発を進めてきました。臨床でも既に併用療法を基本としており、患者への負担が少なくかつ、より重度の麻痺や物品の操作、歩行、ADLの改善効果を得ています。

併用療法の考え方

　併用療法で用いられる手法には複数ありますが、麻痺改善効果を高める基本的な考え方は共通しています。

　興奮を伝えたい神経路の興奮水準を高めたり、それ以外の場所の興奮水準を低下させたりして、患者の意図した運動が実現しやすい状態で、つまり、麻痺改善に好都合な条件を整えリハビリテーション治療を行えば効果的なのです。なお、運動路の興奮水準の調整をニューラルモジュレーションといいます。

　これらの方法で麻痺改善に好都合な条件を整え、その状態

で促通反復療法を行えば、"意図した運動"の神経路の反応が良好になり、運動の実現はさらに容易となります。併用療法は片麻痺改善の基本戦略と考えます。

　なお、いうまでもありませんがニューラルモジュレーションだけでは麻痺改善の大きな効果は期待できません。あくまでも患者に、習得目標の運動を実現する努力を求める必要があります。ただしその努力は目標の運動路の興奮を高める方法で助けなければ高い効果は期待できません。
　患者への負担は、試行錯誤が少ないほど小さくてすむことはいうまでもありません。それを踏まえれば、図33の②に挙げたリハビリテーション治療の中では、物品操作やBMIなどの試行錯誤が大きくない方法が望ましいといえます。
　この中で、個々の指の屈伸まで対象とする"選択的な"神経路の興奮水準を高めることができるのは、促通反復療法だけです。したがって、促通反復療法とニューラルモジュレーションによる併用療法は、麻痺改善に効果的かつ、患者に優しいリハビリテーションであると自信を持っていえるのです。

促通反復療法を基盤とする併用療法とエビデンス

　現在、促通反復療法を基盤として併用される治療法には、電気刺激、振動刺激、磁気刺激、ボツリヌス療法、先端的治

療としてロボットや再生医療があります。我々はこれらの併用療法の効果を検証しました。

電気刺激下の促通反復療法

促通反復療法を基盤とした電気刺激の併用法には大きく分けると、持続して電気刺激を与えた状態で促通反復療法を行う「持続的電気刺激」と患者の自動運動に合わせて電気刺激を与える「運動に同期させた電気刺激」があります。

我々はいずれも低周波電気刺激を用い、電流の周波数50〜100Hz、パルス幅150〜250μsecですが、前者では目標の筋のモーターポイントを挟むように貼り付け、強度を筋収縮が少し起こる程度（運動閾値か少し超える程度）に調整します。後者は目標の筋のモーターポイント上に黒の極性（陰性）を置き、赤の電極（陽性）は少し離れた部位（アースとして）に起きます。なお、電気刺激を併用する場合、促通反復療法のタッピングや擦る時に電極がはがれないように注意します。

歩行訓練中の電気刺激は持続的電気刺激下で行っています。持続的に電気刺激を行うことで脳からの運動努力（興奮）に反応でき、電気刺激を切り替えるフットスイッチなどの装置が不要で、治療効果も大きいからです。

電気刺激、振動刺激、ロボットの活用……
促通反復療法の効果を加速する「併用療法」　第3章

図34. 上肢への電気刺激用の電極の位置

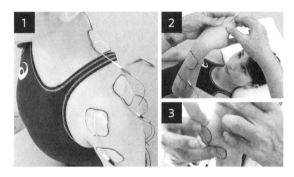

電極の位置は(1)が近位から僧帽筋上部、三角筋前部、(2)総指伸筋、(3)短母指外転筋。電気刺激は強度を運動閾値かわずかに超える強度、持続的電気刺激下で促通反復療法を行います。

図35. 下肢と躯幹への電極刺激用の電極の位置

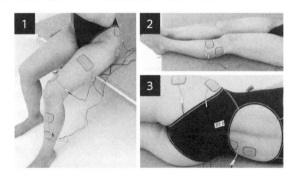

電極は(1)が近位から中殿筋、内側広筋と大腿四頭筋、前脛骨筋、(2)総腓骨神経、(3)近位から起立筋、中殿筋。電気刺激は強度を運動閾値かわずかに超える強度、持続的電気刺激下で促通反復療法を行います。歩行訓練時は麻痺側中殿筋、健側起立筋（健側立脚の促通）、総腓骨神経（足関節背屈の促通）、内側広筋と大腿四頭筋（膝折れ防止）を症状に応じて選択します。

急性期片麻痺上肢への持続的電気刺激下の促通反復療法の効果（ランダム化比較試験）を示します。

図36. 急性期片麻痺への持続的電気刺激下の促通反復療法の効果

急性期片麻痺への持続的電気刺激下の促通反復療法

対象：脳梗塞急性期片麻痺、浮腫（＋）
治療：30分／日／2週間

ランダム化比較試験　促通群(n=16)
　　　　　　　　　　対照群(n=14)

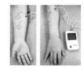

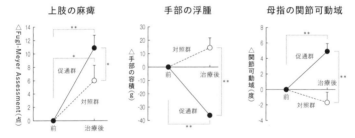

前迫篤, Jpn J Rehabil Med 2014 51 (3): 219-227

急性期脳梗塞患者の片麻痺上肢へ持続的電気刺激下の促通反復療法（併用療法）と通常リハビリテーション治療を毎日30分、2週間行いました。麻痺の改善は併用療法群が通常治療を受けた対照群より明らかに大きくなっていました。

　麻痺の改善は併用療法群が通常治療を受けた対照群より明らかに大きくなっていました。
　急性期の麻痺の改善には病巣の改善による麻痺改善がありリハビリテーション治療の効果に差が出にくいので、この差

は併用療法の強力さを示しています。さらに手部の浮腫と母指の可動域でも、対照群が関節可動域訓練は20回ずつのため悪化するのに対して、併用療法群は筋収縮を伴う運動を50〜100回行うので大きな改善がありました。

　回復期片麻痺上肢の重度麻痺例（FMA20点以下）への持続的電気刺激下の促通反復療法のランダム化比較試験の結果を示します。

図37. 回復期の重度片麻痺上肢への
　　　持続的電気刺激下の促通反復療法の効果

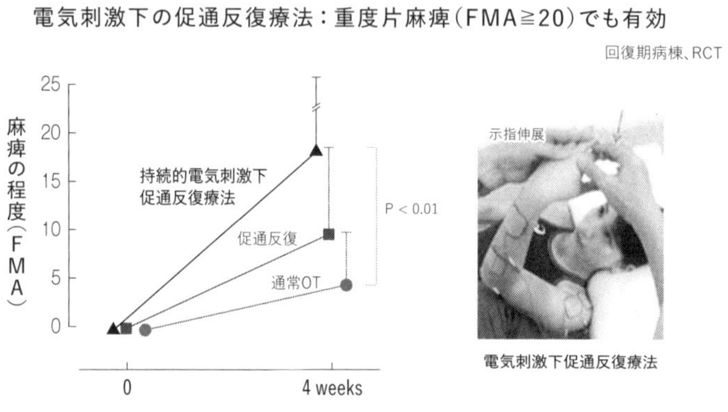

電気刺激下の促通反復療法：重度片麻痺（FMA≧20）でも有効

回復期病棟、RCT

示指伸展

電気刺激下促通反復療法

Shimodozono, et al. Brain Injury 2014; 28: 203-210

回復期脳梗塞患者で上肢と手指の麻痺がFMA20点以下の例に、通常作業療法と促通反復療法、持続的電気刺激下の促通反復療法（併用療法）を毎日40分、4週間行いました。麻痺の改善は持続的電気刺激下の促通反復療法が通常作業療法より明らかに（P<0.01）大きくなっていました。

麻痺の改善は持続的電気刺激下の促通反復療法が通常治療より明らかに大きく、有意ではないが機能的電気刺激より良好でした。重度手指麻痺例（BRS: Ⅲ以下）でも、持続的電気刺激下の促通反復療法が優れた効果を示しました。

図38. 重度片麻痺上肢への持続的電気刺激下の促通反復療法の効果

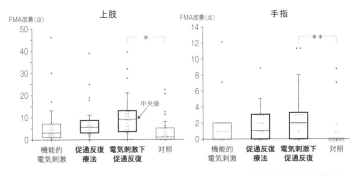

Ohnishi H, et al; Occupational Therapy International 2022. Article ID 4847363, 1-9

片麻痺手指がBRS: Ⅲ以下の重症例に対して、異なる4種類の治療（EMGトリガード機能的電気刺激と促通反復療法、持続的電気刺激下の促通反復療法、関節可動域訓練主体の通常の治療〈対照〉）を20分間行いました。麻痺の改善は上肢、手指とも電気刺激下の促通反復療法が最も大きく、通常の治療（対照）より明らかに麻痺の改善が大きくなっていました。

振動刺激痙縮抑制法と促通反復療法の併用

　脳卒中患者の麻痺肢の痙縮はリハビリテーション治療の大きな阻害要因です。我々が開発した「振動刺激痙縮抑制法」(Direct Application of Vibratory Stimuli: DAViS) は痙縮筋を伸張した状態で筋腹に振動刺激を5分間与える手法です。刺激開始時には強い筋収縮が生じますが、数分間刺激し続けると痙縮が抑制されます。振動刺激痙縮抑制法と促通反復療法を併用すると治療効果が増大します。

図39. 振動刺激痙縮抑制法と促通反復療法の併用療法

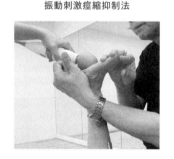
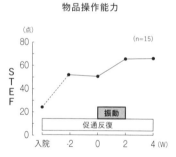

野間知一、他: 総合リハ 2009, 37 (2): 137-143

　手指は屈筋群の痙縮が強いので、治療者が手指の屈筋群を引き伸ばし、その状態を保持したまま、手指屈筋の収縮を起こす手掌（あるいは前腕の屈筋の筋腹）に振動刺激を与えま

す。なお、原法では写真の状態を5分間保ちますが、1分間でも痙縮抑制効果が得られます。ただし5分間と1分間の効果の比較は行っていません。

指のタッピング数や物品操作能力（STEF: Simple Test for Evaluating Hand Function）を指標として、促通反復療法を行うとタップ数が増えますが、効果が頭打ち（2週間、改善なし）になった時に、振動刺激痙縮抑制法を2週間併用するとタップ数が20回も増え、物品操作能力も図39に示すように明らかに向上しました。さらに、振動刺激は筋紡錘を含むさまざまな感覚受容器を興奮させるため、多くの感覚情報が脳へ入力され、脳の感覚野のみならず運動関連領域に影響を及ぼします。

手指への振動刺激が強制把握（物を掴んだまま離せない）を改善することを世界で初めて報告しました。

脳卒中患者211人に、上肢と手指への促通反復療法を、持続的電気刺激と振動刺激痙縮抑制法を併用したときの、麻痺改善を図40に示します。急性期は80分、回復期は140分、慢性期は100分の治療を行いました。

開始前と、開始8週間後の片麻痺12グレード[25]（上田式12段階片麻痺機能テスト法）は、いずれの病期でも明らかな麻痺改善が見られましたが、特に急性期では共同運動から分離できていない患者群の改善度合いが大きいことが分かり

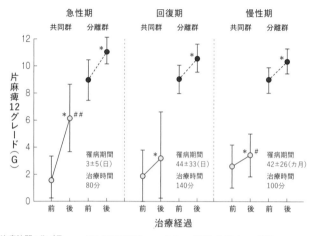

図40. 持続的電気・振動刺激併用の促通反復療法による急性期、回復期、慢性期の手指麻痺の改善

治療時間：分／日　〈前と8W後の比較〉＊：p < 0.01　〈群間の比較〉#：p < 0.05　##：p < 0.01

小林賢祐、他：理学療法科学 35 (5): 639-646, 2020.

電気・振動併用の促通反復療法のリハビリテーション治療（平均60日）による手指麻痺の改善は、急性期、回復期、慢性期（罹病期間3年）のいずれの罹病期間でも明らかでした。

ました。この研究では、電気刺激と振動刺激の併用療法は、特に急性期の重症例ほど高い改善効果を得られることが証明されたのです。

　磁気刺激も世界中で多くのリハビリテーション治療に用いられ、効果を上げています。併用療法として、経頭蓋磁気刺激

（rTMS）と集中的な作業療法を併用するNEUROが有名です。

我々は促通反復療法（40分）を基盤にして、電気・振動・磁気刺激との併用療法（2週間）を慢性期患者に行った場合、明らかな麻痺（FMA）の改善は電気刺激の併用と電気・振動・磁気刺激の併用で認められました。物品操作（ARAT）の改善は電気・振動の併用で明らかでした。

つまり、促通反復療法との併用療法を考える場合、高価な機器のいらない電気刺激と振動刺激の併用で十分な効果が期待できます。

図41. 慢性期片麻痺上肢への電気・振動・磁気刺激の併用療法

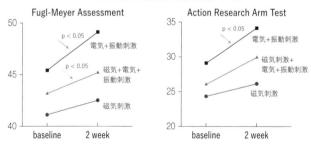

Etho S, et al: International Journal of Neuroscience, 2015

促通反復療法を基盤にして、電気・振動・磁気刺激との併用療法を慢性期患者に行い、効果を比較しました。明らかな麻痺（FMA）の改善は電気刺激の併用と電気・振動・磁気刺激の併用で認められました。物品操作（ARAT）の改善は電気・振動の併用で明らかに改善しました。

ボツリヌス療法との併用

　ボツリヌス療法は、ボツリヌス菌が作り出すボツリヌストキシンに筋肉の弛緩作用があることから、それを筋肉内に注射して、痙縮を抑制する治療です。関節可動域の拡大はボツリヌス療法のみでも期待できますが、機能回復には積極的なリハビリテーション治療との併用が必要です。

　ボツリヌス療法による痙縮抑制効果は注射後２〜３日目から表れ、通常３カ月間持続しますが、促通反復療法と併用すると機能回復と効果の持続が期待できます。

図42. 促通反復療法とボツリヌス療法の併用の効果

症例：50歳代、男性、右片麻痺、居酒屋を自営

経過：急性期病院 25日間
　　　回復期病棟 44日間
　　　＊ADL訓練（代償）、麻痺治療（－）

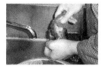

BTXA治療		開始時	1回目前	2回目前	3回目前	4回目前	5回目前
外来リハビリ経過（週）		-19	0	13	42	55	68
MAS	円回内筋	2	2	1+	1+	1+	1+
	手関節筋屈筋	3	2	2	1+	1+	1+
BRS	上肢	Ⅲ	Ⅲ	Ⅲ	Ⅲ	Ⅳ	Ⅳ
	手指	Ⅲ	Ⅲ	Ⅲ	Ⅳ	Ⅳ	Ⅳ
STEF		0	0	15	35	44	45

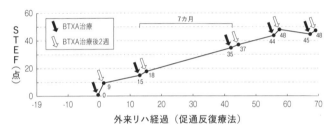

吉村裕子、他：OTジャーナル 54 (11): 1247-1251, 2020.

患者は居酒屋を営む男性で、脳卒中発症後急性期病院に25日、回復期病棟に44日入院してリハビリテーション治療を受けたものの、ADLの訓練に終始し麻痺の治療がなく、退院後も居酒屋は再開できませんでした。そこで近くのリハビリテーション病院で促通反復療法を受けましたが、強い痙縮のため改善がなかったです。

ボツリヌス療法の併用が始まると麻痺と物品操作が改善しました。特に2回目と3回目のボツリヌス療法の間は7カ月空いたにもかかわらず、STEFとBRSは改善が続きました。右上の写真のように、患者は麻痺手でコップを洗うことができるようになり、居酒屋が再開できました。

図43. 促通反復療法単独とボツリヌス療法との併用療法の効果の比較

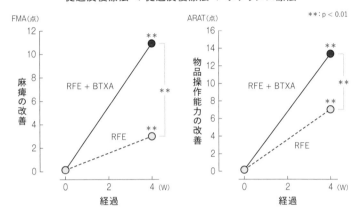

ランダム化比較試験　　対象：慢性期片麻痺患者40名　　罹病期間：6カ月以上、53±7カ月

Hokazono A, et al: J Hand Ther. 2021 Jan 26;S0894-1130(21)00024-7.
doi: 10.1016/j.jht.2021.01.005.

促通反復療法単独とボツリヌス療法との併用療法の比較を、慢性期片麻痺患者40人（罹病期間平均53カ月）を対象としたランダム化比較試験を行いました。FMAの改善は促通反復療法単独でも3点ありましたが、ボツリヌス療法併用で11点と促通反復療法単独の約4倍となりました。ARATの改善でも、促通反復療法単独が7点、ボツリヌス療法と併用療法が13点と、促通反復療法単独の約2倍の効果が得られました。

先端的治療との併用

　再生医療やロボットリハビリテーションなどの、先端医療の導入が期待されています。

　促通反復療法はこうした世間の動きに先駆け、これまで積極的に先端的治療との併用に取り組んでおり、効果検証を行っています。

促通機能付きロボットとの併用

　ロボットリハビリテーションは、『脳卒中治療ガイドライン』の中でも推奨はされているものの、一般的なロボットはAssist-as-needed controlと呼ばれる、患者の動きを他動でサポートするタイプであり、患者の自動運動が少ないため効率的な麻痺の改善にはつながりにくいという実情があります。

　そこで私は、自動運動を促すため、電気刺激や振動刺激、伸長反射による促通機能を付加したリーチング[※26]ロボットや前腕回内・回外ロボットを開発しています。促通反復療法によるリーチング訓練を多数回かつ長時間行うことを可能とし、麻痺した上肢の回復を早めることが期待されるとともに治療者の負担を減らすこともできるというものです。

　臨床研究では、一般的な従来型ロボットを使用した場合、

40〜50分かけて獲得できる動作が、促通機能付きロボットでは15分程度で可能になるなど、高効率、高成果を上げています。

図44. リーチングロボット訓練（15分、2W）による軌道の変化

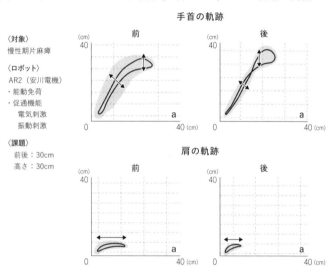

Amano Y, et al.: BioMed Eng OnLine (2020) 19:28
https://doi.org/10.1186/s12938-020-00774-3

手元から30cm離れた高さ30cmのスイッチを押す課題です。2週で手の軌道が高く、円滑になりました。

再生医療との併用

　神経系の可塑性に加えて、再生医療の発展により神経系の損傷に対する治療法が大きく拡大しました。その一つとして、患者自身の骨髄液[27]に含まれる幹細胞[28]を体外で培養して、点滴静注（静脈内への点滴）する治療が一般の病院でも行われています。幹細胞が損傷部の保護や分化した神経細胞が損傷された神経細胞の代行をすることから、近い将来に非常に有効な治療法として実用化が期待されています。

　ただし、麻痺改善の大きな効果を得るためには、再生医療に加え、強力なリハビリテーションの併用が必要であることが、動物実験で明らかになっています。つまり、幹細胞が損傷部の神経路の機能を代行するためには、回復の目標である運動を実現・反復して選択的に神経路を再建・強化することが必要です。

　その点、促通反復療法は選択的な神経路の強化が可能なリハビリテーション治療ですから、再生医療との組み合わせにより、一般的なリハビリテーション治療よりも大きな機能回復が得られると考えます。

　再生医療（幹細胞投与）後に促通反復療法を集中的に行って、ピアノ演奏やキーボードタイピングが向上した一例を紹介します。

図45. 再生医療と促通反復療法の併用によるピアノ演奏の改善

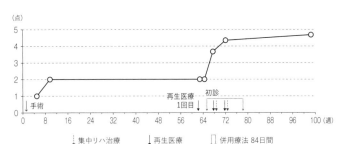

峯田総介、他：第5回日本リハビリテーション医学会 秋季学術集会2021

ピアノ演奏の「指の使い方」は、手術後1年と初回再生医療後18日まで改善がありませんでした。その後2回の再生医療と計15回のリハ治療の併用によって「指の使い方」が4点を超えるまで大きく改善しました。当院でのリハビリテーション治療終了後3カ月には満点近くになりました。

　本例は脳幹の血管腫摘出術を受けた術後１年の慢性期の患者です。３回の再生医療と個々の指の素早い屈伸500回ずつを含む１回80分の治療を計15回行いました。再生医療と促通反復療法の併用によりピアノ演奏が手術前と同じくらいに演奏できるようになりました。

痙縮／拘縮、浮腫、疼痛などの、
従来のリハビリテーションで助長されがちな
課題も解消

　脳卒中片麻痺患者は、麻痺だけでなくさまざまな随伴症状[29]に悩まされることが多く、QOL向上や麻痺の改善のためにはこれらの軽減にも積極的に取り組むべきです。従来のリハビリテーションではこの点への効果的な手法に乏しく、かえって症状を悪化させる危険性もあります。

　一方、自動運動（随意運動）を誘発して繰り返す促通反復療法は関節包[30]などの短縮や筋肉のこわばりを抑える効果が期待できることから、随伴症状の軽減にも有用です。ここでは代表的な症状である痙縮／拘縮、浮腫、疼痛について述べます。

痙縮／拘縮

　痙縮は一般的に脳卒中発症の数日後から始まり、二次的に関節拘縮を引き起こします。拘縮は生活動作に支障をきたすのはもちろん、麻痺回復を妨げます。

　拘縮が生じる要因は各関節の他動運動20回と少ないからです。この点、促通反復療法は促通操作による自動介助（随意運動を誘発）を50〜100回繰り返すため、拘縮と痙縮を抑えます。脳卒中片麻痺患者への促通反復療法によって、痙

縮が抑制されることを報告しています。

　促通反復療法は、神経路の再建・強化による麻痺の回復促進と同時に痙縮と拘縮の予防もできる、効率の良い治療法です。

浮腫

　脳卒中後の麻痺肢の浮腫は血管から多くのリンパ液が漏れ出すことと、それを麻痺肢の中枢側へ押し戻す筋肉のポンプ作用が働かないことが原因で、下垂されるとひどくなります。これも従来の他動運動による関節可動域訓練ではなかなか改善できませんが、促通反復療法では筋収縮を伴う運動を50〜100回行いますから効果的です。

　通常のリハビリテーション治療では、筋収縮を伴う自動運動（随意運動）や電気刺激で筋収縮を起こす方法を併用しない限り改善は困難です。

　併用促通反復療法は、電気治療との併用によって麻痺側の運動機能と浮腫の改善が見られますし、振動刺激は筋収縮を得ることで浮腫の軽減に役立ちます。

　この併用療法の効果をまとめた論文は2014年、『The Japanese Journal of Rehabilitation Medicine』誌に掲載されました。

疼痛

　脳卒中後の疼痛は感覚障害部位にしびれ感や痛みが生じる神経原性疼痛、麻痺側の筋緊張による痛みと並び、麻痺側の拘縮や肩関節亜脱臼など不安定な関節への無理な運動から生じる痛みも代表的な疼痛の一つです。

　例えば、患者が片麻痺上肢を強引に挙上[※31]しようとすることで、肩関節を痛めたり筋緊張が強まったりし、痛みが増すことがあります。共同運動の段階の患者が強引に麻痺側上肢を動かそうとすると、麻痺肢に痛みが生じます。

　マッサージ中心のリハビリテーション治療は、一時的な筋肉の緊張緩和にはなるかもしれませんが、効果は継続しません。関節炎などの疼痛には消炎鎮痛剤が有効とされていますが、脳卒中後の神経原性疼痛には効果的ではありません。

　促通反復療法では、患者が動かそうと意図する麻痺肢に治療者が促通操作を加えて神経路を刺激し自動運動を促すので、患者に試行錯誤させません。患者が自己流で無理に動かそうとする必要がないため、筋緊張が抑えられ疼痛緩和にも効果的です。さらに麻痺肢に多くの刺激と運動を反復するので、神経原性疼痛の軽減にも効果的です。

　加えて、促通反復療法では上肢の支持をするなど、肩関節に掛かる重力による負担を減らして、麻痺側の筋緊張を抑え疼痛を起こりにくくする配慮をしているということです。

なお、骨折後の拘縮や疼痛、浮腫への効果や乳癌術後の肩関節拘縮や浮腫、痛みに対する促通反復療法と電気療法、振動刺激との併用により関節可動域拡大や疼痛、浮腫の緩和効果が示された症例報告もあり、論文誌に掲載されています。

※25　**片麻痺12グレード**
ブルンストロームステージよりも細かく運動機能の回復を評価する指標で、グレード0を完全麻痺、12をほぼ完全な回復とする

※26　**リーチング**
腕を目標に向かって伸ばすこと

※27　**骨髄液**
骨の中心部に存在する液

※28　**幹細胞**
体内にある未分化の細胞で、血液や神経、筋肉など体を構成するさまざまな細胞に分化する能力をもつ。間葉系幹細胞は幹細胞の種類の一つで骨髄や脂肪組織から採取でき、中胚葉由来の幹細胞で、神経や筋肉などさまざまな組織に分化できる能力がある

※29　**随伴症状**
なんらかの疾患や症状に付随して起こる症状

※30　**関節包**
関節を包んでいる袋状の膜

※31　**挙上**
手足などを高い位置に上げること

第 4 章

症状に合わせた目標設定が回復への道筋に

適切な治療目標で諦めかけていた
片麻痺を改善させた患者例

促通反復療法の治療目標

　片麻痺肢がどこまで機能回復するかは、基本的に発症後の期間（罹病期間）と損傷範囲（運動性下行路の損傷程度）、治療の質（麻痺改善を目指す治療内容）に依存します。脳の可塑性が高まっている急性期に近いほど、損傷を免れた運動野皮質、運動性下行路が多いほど麻痺肢機能を回復させる新たな神経路の再建、強化は容易となるため、当然ながら急性期、回復期の初期で麻痺が軽いほど改善が見込め、治療目標も高くなります。

　片麻痺に対するリハビリテーション治療が日本に導入された40年ほど前は、急性期（発作後7日以内）に入院しても、3カ月目には90%以上の患者が麻痺の改善が頭打ちになっていました。入院時の麻痺の程度と6カ月後の麻痺程度の相関は上肢 r=0.72、下肢 r=0.69と高く、言い換えると入院後の麻痺の改善は少ないことを示しています。

　一方、我々の電気・振動刺激併用の促通反復療法は麻痺について入院時と2カ月後の相関係数（年齢と罹病期間の影響を除いた偏相関係数）を表3に示しましたが、上肢が急性期 r=－0.58, p<0.01、慢性期 r=－0.226、p<0.03、手指が急性期r=－0.68、p<0.001となって、入院後の上肢と手指の麻痺の改善は急性期が重度麻痺ほど大きく、発症後44日で入院

している回復期では相関はなく、罹病期間44カ月の慢性期
では重症例ほど改善が大きいことを示しています。

表3. 電気・振動刺激併用の促通反復療法における
　　　入院時と治療2カ月時の麻痺の相関

変数	相関係数	有意確率
全体上肢 開始時グレード	-0.251	0.001
急性期群 上肢 開始時グレード	-0.58	0.01
回復期群 上肢 開始時グレード	-0.181	0.137
慢性期群 上肢 開始時グレード	-0.226	0.03

変数	相関係数	有意確率
全体 手指 開始時グレード	-0.1	0.157
急性期群 開始時グレード	-0.68	0.001
回復期群 開始時グレード	-0.053	0.657
慢性期群 開始時グレード	0.125	0.246

全体(n=上肢195 手指202)

	N(名)	年齢(歳)	罹病期間(日)	麻痺(G)
上肢	195	64±12	623.3±889.6	5.8±3.1
手指	202	64±12	586.4±861.9	4.6±3.7

小林賢祐、他：理学療法科学 35(5):1-8, 2020

全体、急性期、回復期、慢性期別の偏相関係数
罹病期間と年齢の影響を除いた偏相関係数では、上肢が急性期 r=-0.58、
p<0.01、慢性期 r=-0.226、p<0.03、手指が急性期 r=-0.68、p<0.001となって、
入院後の上肢と手指の麻痺の改善は急性期が重度麻痺ほど大きく、発症後44
日で入院している回復期では相関はなく、罹病期間44カ月の慢性期では重症
例ほど改善が大きいことを裏付けています。

　　つまり、促通反復療法は麻痺の回復に“6カ月の壁”はな
いことを明確に証明しています。電気・振動併用の促通反復

療法という強力なリハビリテーション治療を２カ月行えば、急性期（罹病期間14日以内）は麻痺が重度なほど大きな改善が、回復期（罹病期間1.5カ月）では発症後３カ月を越えて麻痺改善が、慢性期（罹病期間３年）でも麻痺の改善があります。40年ほど前の治療成績は発症後７日の急性期例ですから、促通反復療法を基盤とする併用療法の強力な治療効果が分かります。

【上肢、手指編】
麻痺回復の目標

①罹病期間１～６カ月の場合

　上肢（手指は除く）と下肢についての６カ月までの目標は、BRSⅠ～Ⅱの例→Ⅲ～Ⅳ、Ⅳ～Ⅴの例→Ⅵ、となります。手指についての６カ月までの目標はそれぞれBRSⅠ～Ⅱの例→Ⅲ～Ⅳ、Ⅳ～Ⅴの例→Ⅵ、Ⅵの例→同じⅥではありますがタイピングなどよりスムーズな指の屈伸を可能にすることです。

②罹病期間 ６カ月以上の場合

　上肢（手指を除く）と下肢についての数カ月後の目標は、BRSⅠ～Ⅲの例→ Ⅲ～Ⅳ、Ⅳ～Ⅴの例→Ⅴ～Ⅵとなります。

　手指についての同様の目標はそれぞれ BRSⅠ～Ⅲの例→

Ⅲ～Ⅳ、Ⅳ～Ⅴの例→Ⅵです。

　従来のリハビリテーション法で6カ月を経過し改善の余地がないとされる患者でも、BRSⅣ以上の例では促通反復療法によって大きく改善します。

実用的目標

　上肢への促通反復療法の目的は、片麻痺上肢を「役立つ上肢」にすることです。個々の状況に合わせて、少しでも実際に役立つ上肢にすることを目指して、リハビリテーション治療を工夫することが大切です。

誤った自主訓練

　どんなにリハビリテーション治療で選択的神経路の強化を行っても、患者の自主訓練が見当違いであっては望む効果は得られません。

　例えば手指の屈曲はできるが伸展ができない共同運動の段階（BRSⅢ）の患者が指を伸展する促通反復療法による治療の後、ボールを強く掴むことを繰り返したり、5本の指を別々に伸展と屈曲ができる共同運動分離が進んだ段階（BRSⅤ）で、促通反復療法で個々の指伸展を訓練している患者がグーパーを繰り返したりすれば、促通反復療法の治療効果は大きく損なわれます。

下肢では、膝の屈曲あるいは足関節の背屈の共同運動分離を目的とした促通反復療法で行っている患者が、下肢装具を付けないでぶん回しと反張膝を伴う歩行を繰り返しては、下肢の共同運動分離は進みません。

　治療で選択的強化を行っている神経路でない誤った神経回路が強化されてしまい、機能回復を阻害するだけです。

患者の集中力・モチベーションを維持するための工夫

　促通反復療法を限られた治療時間内に手順良く、かつ効果的に行うために、患者の集中力を維持できるよう工夫することが大切です。

①治療を行う筋群の痙縮抑制を、促通法を用いて手際良く行う。 関節可動域訓練は「曲げて」「伸ばして」との指示と促通法を併用して、自他動運動として行う。

②反動を用いた爆発的な運動ではなく、患者自身が意図的に調整した円滑な運動を求める。

③患者にとって、麻痺肢を思いどおりに動かすことは大変な集中力を要するので、別のパターンに移る前に10 〜 20

秒の休息を入れる。

④促通反復療法で共同運動の分離と共同運動と異なる筋群の組み合わせを訓練している時は、患者に多くの筋群を同時収縮させるような運動はしないように指導する。例えば 個々の指の屈曲・伸展運動を促通反復した直後に患者が「グーパー」のような複数の指の動作を繰り返すと、個々の指の屈曲・伸展を行った促通反復療法の効果は減弱する。

　片麻痺の回復に対する患者の期待は非常に強く、スタッフの客観的な予測をはるかに超えた望みをもっていることも多々あります。治療に当たっては「あなたの希望がかなうように精いっぱい治療しますが、私の経験では○○くらいに止まることが多いのが実情です」と予後予測についてはできるだけ正確に告げることと、上肢については「麻痺の治療は精いっぱい頑張りますが 麻痺が残った場合も困らないように、片手でなんでもできるよう、麻痺のない手の訓練もご家庭でしてください」と伝えることが、患者のモチベーション維持に大切と考えます。

促通反復療法で
片麻痺の顕著な改善効果が得られた患者の声

　ここでは3人の、併用療法で受けた患者の声を紹介します。電気や振動などの刺激がその努力を助けることで、目標の運動がより実現しやすくなることが、高い麻痺回復効果につながっています。

　また、3人とも「使える手」「使える脚」を得られ、生活の中で自分でできることが増えたり、社会復帰もかなったりしている点も、併用療法による促通反復療法の実力を示していると考えます。

●脳梗塞による慢性期左片麻痺
Ｓ.Ｆさん（76歳　男性）
（NHKスペシャル『脳がよみがえる』2011年放映）

　62歳のある朝、胸のあたりがむかむかしておかしいと病院へ行ったら脳梗塞との診断で即入院。翌日からだんだん左側が動かなくなり、後遺症による麻痺だと分かったときにはもう人生は終わった、とひどく落ち込んだものでした。

　入院生活は半年に及び、その間に大阪の有名な病院を受診し、リハビリテーションも頑張りました。脚のほうは、5点支枝ステッキでようやく歩けるようにはなりましたが、手はまったく動かないまま。退院後は別の病院に通院して、週3

回リハビリテーションを受けましたが回復は思わしくありませんでした。いずれの施設も、PTのほうが毎回、手のマッサージや、指の曲げ伸ばしをしてくれるのですが、自分で動かすことはまったくできなかったのです。

発症から2年経って、「国内でリハビリテーション研究や治療の実績が多い鹿児島大学で磁気治療を始めたから受けてみては」と主治医から提案があり、紹介状を書いてもらって、霧島リハビリテーションセンターへ入院したのです。それが川平先生との最初の出会いでした。

川平先生は教授でありながら毎日治療室にいて、どの患者にも一生懸命リハビリテーションをしてくれました。入院後数日して、NHKスペシャル『脳がよみがえる』の取材を引き受けてもらえないかとの依頼を受け、十分な治療が受けられるだろうと喜んで引き受けました。同じ動作をとにかく繰り返すこと、回数が重要だと言われ、来る日も来る日も同じような動作を繰り返し、正直いやになることもありました。自分との闘いですね。

でも一日一日治療を受けるごとに良くなっていったのです。霧島リハビリテーションセンターでリハビリテーション治療を始めてから2週間後、手のひらをひっくり返すことができて、それからどんどん改善していきました。腕も入院前はまったく上げることができなかったのに、今はもう頭の上

まで上がります。コップを持つ動作も、川平先生のリハビリ
テーションを受ける前は、右手で左手を持って握らせれば握
れるのですが、今度は握ったまま離せなくなってしまってい
ました。でもリハビリテーション治療を受けて手首を返せる
ようになったらコップも離せるようになりましたし、左手だ
けで飲み物を入れたコップを口まで持っていき、飲めるよう
にもなったのです。

　霧島リハビリテーションセンターには２カ月間入院してい
ましたが、見違えるほど麻痺が良くなりました。妻も川平法
を習って、退院後やってくれたおかげもあり、今はちょっと
ぎこちないながらも、指を５本とも動かせます。服のボタン
をかけるなど細かい動作は難しいのですが、ネクタイは結べ
ますし、日常生活で困ることはほとんどありません。脚のほ
うも、杖を使って楽に歩行ができるようになりました。車も
ばっちり運転できますし、高速も走れますよ。

　左手でコップを持ちたいとか、お茶碗を持ちたいとか、麻
痺がなかなか改善しなかったころに願っていたことが、川平
法を受けて全部かないました。本当に感謝しています。

●脳梗塞による右片麻痺
S. Hさん（74歳　男性）

　私が脳梗塞を発症したのは14年前、60歳の冬のことでした。夜、顔面にまるでからしをかけられたかのようなヒリヒリとした痛みが急に起こり、すぐに近くの病院へ搬送されましたが右半身が完全に麻痺してしまいました。

　その病院で1カ月ほどリハビリテーションを受けましたがいっこうに良くならず、たまたま私の大学時代の同期のお兄さんが川平先生だった、という縁で霧島リハビリテーションセンターのことを知り、お世話になることにしました。

　川平法のことは名前程度しか知らなかったのですが、前院の治療とはまったく違っていて驚きました。まず時間。前のところは手20分、足20分と限られていましたが、霧島リハビリテーションセンターでは一日中といっていいほど、のべつまくなしにリハビリテーションを受けていた記憶があります。朝8時半に入院患者全員で軽い体操をしてからリハビリテーションが始まり、昼12時まで。午後は夕方5時までぎっちりと。それが毎日繰り返されるのです。

　やり方も、前の施設ではマッサージみたいな感じで、受けても自分で動かせる気がしなかったのですが、川平法では指1本につき100回、担当の療法士さんがつきっきりで動かすのです。それを麻痺したすべての指に行いますから計500回。

私自身も意識して動かそうとしますから、きつかったです。でも私は歯科医をしていて、手が動かないままでは仕事に復帰できませんので、必死でがんばりました。

　入院は約半年に及びましたが、２〜３カ月のうちに鉛筆も握れるようになりましたし、コップも持てるようになりました。発症直後はまったく動かせませんでしたから大きな前進です。

　腕を上げる練習もしました。30cmくらいの高さの段に1000回上げるというもので、週２回集中して行いました。その甲斐あって退院時には腕を上げるだけでなくいろんな方向へ動かせるようにもなりました。入院当初は麻痺のため、寝ている間や起きたときに腕がだらんとして脱臼しそうになるため、麻酔を打ち三角巾をして就寝していたことを思えば、見違えるほどの回復ぶりです。

　脚のほうも、最初は踏み出すことすらできませんでしたが、平行棒を持って前へ後ろへと脚を動かす練習を繰り返し、徐々に歩けるようになりました。入院して２カ月ほどは車椅子でしたが、退院するころには杖をつきながらほとんど不自由なく歩けるようになりました。

　なんといってもうれしかったのは、退院後、仕事への復帰がかなったことです。今は同じく歯科医の息子と一緒に診療をしています。仕事量は発症前の10分の１程度ですが、義

歯の調整や子どもの診療などは支障なくできます。

今は、川平法を勉強した地元の医師による訪問リハビリテーションを週1回、受けています。時間は手20分、足20分程度ですが、動かす練習が続けられているのは良いことだと思っています。

霧島リハビリテーションセンターに入院中、患者同士でよく話もしましたが、みな「川平法を受けて良かった、霧島にきて良かった」と口をそろえて言っていました。何より、時間をかけてやってくれるのがありがたかったし、同じ動作を何度も何度も繰り返すことがいちばん、麻痺の回復には良かったのだろうと思います。

●脳挫傷による右片麻痺
　T.Hさん（53歳　男性）

10年前に、事故による脳挫傷で緊急入院し、手術を受けましたが右半身に麻痺が残ってしまいました。

私はミキサーと呼ばれる、コンサートなどで音響関係の機械を操作する仕事をしていましたので、手指が動かせないのは致命的です。リハビリテーションで早く回復したいと思っていましたが、病院の紹介で行った施設で受けたリハビリテーションは、結果的に麻痺による手足の痙縮を余計に強めてしまうことになり、自分の思うままに動かせるようになり

たいという希望をかなえることはできませんでした。

　そこでのリハビリテーションは、療法士が患者の手に触れるのは最初にマッサージをするときくらいで、あとは「がんばって動かしてみましょう」と言うばかりだったように記憶しています。必死になればなるほど力が入り、余計に動かなくなり、肘が曲がったまま伸ばすこともできなくなってしまいました。

　歩くほうは、療法士が体を支えてくれて、体重は左右均等にかけるよう言われ、非麻痺側である左の手で平行棒をつかんで歩行練習をしましたが、自分で歩けている実感は得られませんでした。それでもなんとか、杖をついて歩けるようにはなったのですが、右足がいわゆるぶん回しになってしまい、外出がはばかれるほどでした。

　今なら、余分な力が入っていたからだと理解できるのですが、当時は力を込めなければ動かせるようにならないと思っていました。療法士がそう指導したわけではなかったと思うのですが、意思疎通がうまくできていなかったのかもしれません。リハビリテーションにかける時間も1回につき手、足それぞれ20分と限られており、大勢の患者が順番待ちの列をリハ室の前につくっており、物足りないまま終えざるを得ない状況でした。

　こうして180日のリハビリテーション期間が過ぎましたが

回復にはほど遠く、家族がいろいろと国内のリハビリテーション施設を調べてくれて川平法を知りました。隣県の、川平法を取り入れたリハビリテーションを行う病院で２カ月間入院リハビリテーションを受け、前の病院とは違う、と感じたのです。手の余分な力が抜けて楽になってきたので、退院後も続けたいと思い、自宅に比較的近い場所に川平法のリハビリテーションを行う医療機関を見つけ、通院することにしました。それが受傷し３年ほど経ったときのことです。また、家族も川平法の書籍やDVDでやり方を勉強してくれて、家でもケアしてくれました。

川平法でのリハビリテーションを受け始めてまず驚いたのは、これまでと逆で「無理に動かそうとしないで」と指導されたことです。力を抜くことが大事とのことですが、最初は思うようにいかず苦労しました。でも療法士が指をとり何度も何度も同じ動作を繰り返しているうち、ぎゅーっと握りしめていた指が開いてくるようになってきたのです。

これは脱力ができるようになってきた表れで、このおかげで例えばテーブルに置いたペットボトルを右手で押さえて左手でキャップを回すとか、最近では瓶を右手で押さえて左手で栓を抜くこともできるようになりました。以前は痙縮が強くてコントロールが利かず腕が体の前に巻いてしまうこともあったので、それから比べれば生活に役立つ動作ができるよ

うになったのは大きな進歩です。

　療法士のほうも、私の筋肉の状態をよく分かってくれてい
て、「今日は三頭筋が硬いですよ、力を抜きましょう」など
と声をかけながら、筋肉の専門知識がない自分にもどこがど
うなっているのか分かるように説明してくれるのがありがた
かったです。自分でもできるだけ意識して動かそうとするよ
うになりました。

　歩行訓練は、左右均等に力をかけるのではなく、むしろ麻
痺側の力を抜くよう指導され、以前の施設とはまったく違っ
ていたので最初は戸惑いました。手のときもそうですが、力
を抜く感覚がなかなか分からなかったのですが、繰り返し練
習するうちに要領をつかみ、それとともに右足のぶん回しも
なくなってきたのです。

　私の場合、歩いているうちに右肩周辺の筋肉が硬くなりそ
のままでは痙縮を起こしてしまう可能性が高いので、サポー
ターで吊り上げるようにしました。また、右手もズボンのポ
ケットに入れるようにしました。川平先生によると、吊り上
げたりポケットに入れたりするだけで肩が保護され、肩に余
分な動きをさせないよう保護し、痛みや痙縮を予防するとの
ことで、歩行自体も楽になり、距離や時間をのばすこともで
きました。

　4年前に、念願の復職もかないました。ミキサーとしてで

はなくプランナーとして、イベントなどの演出や内容に合わせて選曲したり、音を出すタイミングやどこから音を出すのかを決めたりなど総合的にプロデュースする仕事をしています。これからもリハビリテーションに引き続き取り組みながら、仕事にも一層のやりがいをもち、どちらもステップアップしていこうと思います。

第 5 章

時代遅れの治療法から効果の高い最新の治療法へ

促通反復療法の歩み

促通反復療法の歩み

　1976（昭和51）年、鹿児島大学病院の霧島分院にリハビリテーション部門がつくられ、私が助手として鹿児島大学第一内科（金久卓也教授：心身症）から派遣されたのが卒後3年目のことでした。当時、分院は第一内科と第三内科（井形昭弘教授：神経内科）が支えていました。リハビリテーション部は人手が足りず、マッサージ師とOTとたった3人で全入院患者の運動療法と作業療法を担当することになりました。私は循環器内科医を目指しており、PT、OTのリハビリテーション治療技術は全く知識がありませんから、正に泥縄で前日の夜、専門書で学んだリハビリテーション治療を次の日に実践することを必死で繰り返しました。最もリハビリテーション治療に詳しかったOTが休職になると、私は主治医としての診療に加え、マッサージ師と2人で毎日十数人のリハビリテーションを行い、一日の大半を訓練室で過ごし汗を流す日々を送りました。

　この頃の日本のリハビリテーション事情はといえば、PT、OTの国家資格の認定が始まったばかりでした。幸いなことに上田敏先生がボバース法やブルンストローム法、PNFといった神経筋促通法の紹介に尽力されており、神経筋促通法の導入が積極的に行われていました。私もボバース法を一生懸命やっていました。

当時は、脳卒中を発症したら１カ月は安静にするべきとされていた時代だったため、患者は長く寝たきりにされた後、リハビリテーションに来るので拘縮、褥瘡、寝がえりも打てない筋力低下と典型的な廃用症候群の患者が大勢いました。

　そうした状況下では、ボバースの運動発達を重視した治療理論にのっとり運動を教えていくやり方は、至極合理的だと思っていたのです。歩行も、重心を両脚の中央に置くように、左右均等に体重を掛ける、対称に運動を求めれば麻痺の改善と歩行能力を目指す治療戦略は非常に妥当なものと考えていました。これらは当時の片麻痺へのリハビリテーション治療において、世界共通の認識でした。

　とにかく、リハビリテーション医療の遅れからの廃用症候群が多いのに困っていると、後のリハビリテーション医学講座の初代教授となる田中信行先生が、この現状を変革するには医学部学生への教育と診療、研究が出来るリハビリテーション医学講座の開設以外にないので、一緒に頑張りましょうとの説得を受けました。後に、田中信行先生は日本で初めて半側空間無視に対する作業療法の有効性を対照群を置いた検討（田中信行, 他：作業療法による視空間失認の改善. リハビリテーション医学 21（6）：437-441, 1984）で明らかにしています。1980年ごろ（昭和50年代半ば）から、論文や

学会発表など学術面の強化に加えてリハビリテーション医療の重要性を一般の方へ普及する活動「脳卒中リハビリテーションの集い」（脳卒中の予防：医師、リハビリテーション治療：マッサージ師、介護：看護婦対象）を県下の市町村で土曜の午後（当時、土曜日は半日勤務）に精力的に開催しました。患者や一般市民、医療従事者向けの講演会を積極的に行ったり、パンフレットを製作、配布したりしてきました。そうした草の根的な活動の積み重ねがやがて大学や自治体にも評価されるようになり、1985（昭和60）年からは大学の公開講座へと発展していきました。

　そして1988（昭和63）年、鹿児島大学に国立大学として日本初のリハビリテーション医学講座が誕生し、霧島分院は霧島リハビリテーションセンターとして新たなスタートを切ることになったのです。

　当時の竹丸ゆきみ婦長は霧島分院初期のころからご存じでしたが、「昭和30年代に助教授だった安部康三郎先生や菅正明先生も苦労されながらも一生懸命に頑張っておられましたよ」と励ましてくれました。

　多くの先輩がリハビリテーション治療に取り組んでこられたことを知ることになり、その中でも世界に先駆けてヒトの脳の可塑性が麻痺を改善させると主張された安部康三郎先生

の存在を誇らしく思ったものです。

図46. 脳卒中片麻痺の治癒機転（中枢代償回復説、1972）

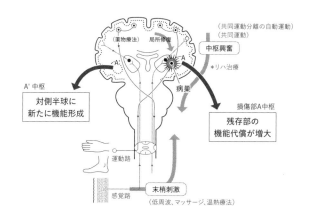

安部康三郎：脳卒中片麻痺のベッドサイド、1972

　しかし、私はボバース法でがんばってはみたものの、どうも効果はあまり良くありません。

　麻痺に関するブルンストロームや、PNFの本も熟読し、本に書いてあることを次々と実際に行ってみましたが、どうしてうまくいかないのかまでは分かりませんでした。

　いろいろ悩んでいると、あるとき、麻痺側の股関節の伸展・外転と膝伸展（下肢を開きながら膝を伸ばす）運動を行って

いて、運動開始時に膝を屈曲・内転方向（へそに向けて）に
素早く押し、運動開始後も股関節を外旋位に保持すると、患
者が下肢を外側へ楽に伸ばせるようになりました。自分なり
に刺激の与え方や操作を工夫したところ、これまでよりも
ずっと良い成績が得られたのです。その時点で私の操作が従
来の神経筋促通法、特にPNFの違いの意義まで明快ではあ
りませんでした。しかし、間違いなく神経筋促通法の壁を突
き破ったことを実感し、下肢麻痺と歩行訓練への効果的治療
を確立できると確信しました。

　私は、引き続き片麻痺への運動療法を行いながら、多くの
脳科学分野で注目されつつあった「脳の可塑性」に関する論
文を読みました。しかし依然として「麻痺は治らない」と医
療者の間でも信じられており、サルやネズミで確認されてい
る脳の可塑性の理論をヒトのリハビリテーション治療に取り
入れようとする動きは見られませんでした。

　脳卒中や脊髄損傷後の手指の麻痺に対してリハビリテー
ション治療は不十分でした。ある時、私たちの治療で右片麻
痺上肢BRS: Ⅳ～Ⅴまで回復した中学校の先生が退院されま
した。全く使えなかった右手がある程度使えるようになり私
は満足していたのですが、数カ月後に他の患者から「あの中
学校の先生は卒業証書に生徒の名前を右手で毛筆で書いてい
るそうですよ」ということを聞きました。それは嬉しくもあ

り、同時に我々の自信を木っ端微塵に打ち砕くものでした。私は自信喪失状態の中で何が足らないのかを一生懸命に考えました。結論は個々の指を一本ずつ動かす治療技術、さらに物品を操作する指の運動まで回復させる治療技術の確立でした。手掛かりを求めて資料を読みましたが、麻痺手の指一本ずつを動かす方法の参考になるものはありません。ひたすら試行錯誤を繰り返していました。印象深く思い出すのが、日曜日の午後、誰もいない訓練室に患者を呼び出して２人で、操作法を少し変えては「指が伸びやすい？」を繰り返したことです。ふと外を見ると大きなボタン雪が舞い降りて、あっという間に雪景色に変わっていました。この印象深い雪景色と「指の治療ならいつでも、どこでも、何時間でも付き合います」と言ってくれた患者の言葉は忘れられません。

　指一本を伸展させる促通操作は、示指で試行しましたが、下肢で発見した「二つの促通刺激を連続して与えると効果的」を念頭に置いていろいろな促通操作を試しました。手関節背屈位と指伸展位（指伸筋腱が最大に弛緩した状態）から素早く手関節掌屈と指屈曲を行い指伸展を求めると示指の伸展が少し誘発されることに気づきました。さらに示指でMP関節を屈曲するようにMPとPIPの間をタッピングしました。すると示指だけがスーと伸びたのです。「今が一番伸びました」

との回答に2人で喜びました。中指、薬指は少し操作が複雑だが問題なし。母指の伸展外転と掌側外転も「二つの促通操作を連続して与える」の原則で突破しました。世界の常織である「片麻痺指は改善できない」が破れるぞと胸の高まった瞬間でした。

　脳の可塑性を重視して機能回復を促進するリハビリテーション治療をもっと強化する必要があると、リハビリテーション医学会や専門医会で提唱しましたが、日本のリハビリテーション関係者の多くは「なるほどなー」で、賛同する者はほとんどいなかったのです。

　脳の可塑性を麻痺改善のリハビリテーション治療に活かすべく、私は1990年に京都大学霊長類研究所の久保田競教授の研究室へ、翌年にはアメリカ国立衛生研究所（NIH）へ留学し、脳の可塑性の基礎研究に従事しました。それまでは動物を用いて脳の可塑性を証明した論文を読んでも、サルやネズミでの結果がヒトにも当てはまるのだろうかと不安を持ったこともありました。しかし、久保田競教授の実験室で赤色に反応する脳神経細胞、課題を学習させる前後で課題への反応に変化する脳神経細胞などの神経細胞活動を実際に見ると、大きなヒトの脳と小さいサルやネズミの脳は同じような情報処理と役割分担を行っており、脳の可塑性発現のメカニ

ズムも同じであると確信を持つことができました。

　久保田競教授は、脳の可塑性に関する論文を見つけると、すぐ「川平さん、これを読んでみては！」と教えてくださり、とてもありがたく思いました。

　また、京都大学霊長類研究所とアメリカ国立衛生研究所（NIH）への留学は、私が鹿児島大学医学部の助教授時代であり、診療、研究、学生教育と多忙な時期だったにもかかわらず、田中信行教授が留学を勧めてくださったことにはいまでも大変感謝しています。

　２年間じっくりと基礎実験に取り組み、その合間に多くの論文を熟読して気づいたことは、脳の可塑性を活かして神経路を再建、強化するには、一つの運動パターンに対して相当な反復が必要だということです。20〜30回程度では不十分で、50〜100回は繰り返す必要があるのです。回数は多ければ多いほど良いのですが、病院でのリハビリテーション治療時間は１回が１時間ほどですから、その中で４つか５つの運動パターンを訓練するとしたら、各100回くらいが現実的と考えました。アメリカ留学から帰国する際には、選択的に特定の神経路を強化するため、一つの運動パターンにつき100回ずつ行う治療を徹底しようと心に決めていました。帰国後、この方針には、リハビリテーションスタッフから50

～100回の反復はできないとの反対意見も出ましたが、これも数週間で解消しました。手指の促通反復療法では、OTの鎌田克也先生が治療とデータ収集で頑張ってくれました。

促通反復療法の論文と名称の変化

促通反復療法による片麻痺下肢の麻痺改善について報告した論文は、1997年のリハビリテーション医学誌に掲載された「片麻痺側下肢への分離促通的集中運動療法の下肢随意性と筋力への効果について．リハビリテーション医学 34 (9)：598-604, 1997)」に始まりますが、「分離促通的集中運動療法」の名称を用いています。初めての英論文は「Addition of intensive repetition of facilitation exercise to multidisciplinary rehabilitation promotes motor functional recovery of the hemiplegic lower limb.　Journal of Rehabilitation Medicine 36 (3)：159-164, 2004)」です。現在の英文名は「Repetitive Facilitation Exercise: RFE」ですが、当時は「分離促通的集中運動療法」と100回ずつ反復することを強調していたことが分かります。

こうして、促通反復療法の基本的な考え方とそれを裏付ける治療効果を証明できたのです。

回数だけでなく、上肢なら「役立つ手」を目指し物品操作に必要な個々の指の運動までを重点的に行うことであると

か、下肢なら左右均等ではなく健側立脚でバランスを取って麻痺肢を楽に使うなど、それまで世界で広く行われていたリハビリテーション治療の方法を根本的に変えました。このリハビリテーション治療の変革によって治療成績が大きく改善したのです。それまで、指を伸ばすことができる段階（BRS: IV）や苦労しながらも個々の指が動かせる段階に回復した患者にはOTが介助しながら物品操作を行っていました。しかし、促通反復療法では、治療者が麻痺指の動きを指一本に至るまで誘発しますから、患者は治療者の指示に従って麻痺指を動かす努力をすると思いどおりに指が動くのです。

　そこで、このやり方をみなに広めなくてはと思い、霧島リハビリテーションセンターでリハビリテーションスタッフを対象とした研修会を開くことにしたのです。

　それが2000年ごろのことです。OTの鎌田克也先生と野間知一先生がこの治療法の意義を感じ熱心に治療技術を習得し新しい作業療法を展開してくれました。野間先生は大学の物理学科を卒業して一度社会に出た後に、養成校に入り直してOTとなったという変わった経歴でしたがその後もこの治療法の普及に大きく貢献してくれました。

　私は1990〜2000年代にかけて学会発表や論文発表も続けてきましたから、促通反復療法を勉強したいと医療従事者や

学生が実技講習会には大勢集まり、全国の病院から1〜2週間の研修生が毎週5〜6人来るようになり、さらに2011年のNHKスペシャルでこの治療法が取り上げられて以降は、研修や講習会に療法士が殺到するようになりました。宿泊施設の部屋割りから、実技指導まで担当していた野間先生他にはご苦労をかけました。実習は原則として、初日に私が1時間ほどの講義と全体での実技のデモを行っていました。私の指導は学生教育と外来診療の合間を縫って行いますから、研修生も大変だったでしょう。研修生同士での実技講習が数日あって、患者を任せてよいレベルに達していると野間先生が判断すると、患者が割り振られ、担当の治療者がデモを行い、研修生がリハビリテーション治療を行いますが、患者の担当PT、OTや私の目が光っていますので、気の抜けない充実した日々を送ってもらい最後はしっかりとした治療技術を獲得してそれぞれの病院に戻っていただきました。

　1998年、温泉医学の研究で留学していた中国人医師の王小軍先生が促通反復療法の出版を勧めてくれました。その時は本の出版には大変な作業があるので気が進まなかったのですが、2002年、イタリアで開催された国際ニューロリハビリテーション学会に出席して考えが大きく変わりました。
　その学会ではCI療法が先端的な治療法として注目を集め、

出席者たちは一様に、これはすごい、と興味津々の反応でした。既に上肢・手指の麻痺回復に効果的な手法を完成していた私はその様子を見て心中、穏やかではありませんでした。麻痺した手を使わせるために健側を固定し、5時間も6時間も試行錯誤の訓練を10日させる治療法など、およそ患者にとって苦痛でしかないと憤りを覚えたのです。そして、このようなリハビリテーションが主流になっては大変だと、帰国後、促通反復療法の本の出版を急ぎました。それまで書き溜めていた脳の可塑性についての動物実験やヒトの脳の研究の大部分は捨て、治療理論と技術を中心にして、2004年に医学書院より『片麻痺回復のための運動療法　促通反復療法「川平法」の理論と実際』を刊行し、国内での実技講習会の開催などの普及活動にも拍車を掛けました。

　普及活動に最も重要と考えたことは治療効果の科学的検証です。促通反復療法の有効性をエビデンスレベルの高い研究方法を用いて多数例で検証する必要があり、おぐらリハビリテーション病院（鹿児島県鹿屋市）に協力してもらい霧島リハビリテーションセンターと2施設で行いました。当時、頑張ってくれたのは現在の鹿児島大学医学部リハビリテーション科教授の下堂薗恵医師と野間先生でした。特に下堂薗医師はデータ収集が終わった後、アメリカへ留学したのですが留学中にも論文執筆や厳しい査読者とのやりとりを粘り強く継

続し、権威のある欧文誌で有効性を証明してくれました。野間先生は両施設にて無作為に分けられた患者群に割り付けられた介入が正しく行われているか管理する仕事をしてくれたのです。エビデンス構築は大変な仕事でしたが多くの医師、療法士が一丸となって取り組んでくれた成果でした。実技講習会では、モデルとして、東京、大阪などでOT萬谷和日子先生、東北地方でOT北澤由紀恵先生に助けられました。

実技講習会を通してご縁のつながった島根県の木佐俊郎先生他と藤田医科大学七栗記念病院リハビリテーション部門の方で、ランダム化比較試験を含む科学的検証で従来の治療よりも有効であることを証明してくれました。藤田医科大学の才藤栄一先生や七栗記念病院の園田茂先生と実際に患者へのリハビリテーション治療を行って方法論について検討ができたことは大変参考になりました。

当時、促通反復療法は麻痺改善に重点がおかれ、ADLが上がらないのではとの危惧がありましたが、木佐俊郎先生のランダム化比較試験の成績（2011年）が促通反復療法は麻痺もADLも改善することを証明してくれました。併用療法については、平成記念病院のPT石川定先生の大きな協力がありました。

促通反復療法の発展、普及については、おぐらリハビリテーション病院、潤和会記念病院（宮崎県）、大久保病院（大分県）、

長崎北病院（長崎県）、出雲市民リハビリテーション病院（島根県）、おおぞら病院（愛媛県）、平成記念病院（奈良県）、藤田医科大学七栗記念病院（三重県）、角田病院（群馬県）をはじめ、多くの施設に協力いただきました。

　促通反復療法のロボット化については、鹿児島大学工学部の辻尾昇三先生、余永先生らとの共同研究で作製を重ね、そのいくつかは製品化されました。

　促通反復療法、併用療法の臨床研究では下堂薗恵先生が、基礎研究では池田聡先生、吉田輝先生が、失行では緒方敦子先生が、可塑性と経頭蓋磁気刺激との併用では衛藤誠二先生と河野寛一先生（潤和会記念病院）が、その他多くの関係者が、それぞれ頑張ってくれました。

　渋谷の促通反復療法研究所の運営では、進藤順哉先生に大変お世話になりました。

　また、霧島リハビリテーションセンターで促通反復療法を受けた中国人患者の張超さんは、その効果を実感し、中国での普及活動に力を注いでくれています。

　しかし依然として伝統的なリハビリテーション治療が根強く行われている実情があり、さらなる普及に取り組む必要性を痛感しています。

促通反復療法の普及活動と壁

　本格的な普及活動の開始からすでに20年の歴史がある促通反復療法ですが、PT・OTを養成する専門学校をはじめ、教育の場で取り上げられることが少なく、いまだ普及の途上にあります。どの医療分野にも言えることですが、「教科書は俗に10年遅れ」などと言われるくらいで、新しい知見や技術についても多くの確認がとれるまで、どんなに良いものであっても、教科書には記載されません。

　しかしそれでは、"時代遅れ"の治療をせざるを得ず、患者にも、リハビリテーション従事者にとっても、効果や達成感が得られにくい不幸なことになっているのが日本の麻痺治療の現状です。

　また、現在の日本のリハビリテーション医療の現場では、専門知識を十分に勉強した医師が必ずしもトップにいるわけではないという体制の問題も、良いリハビリテーション治療の普及の妨げになっています。

　回復期リハビリテーション病棟協会の2020年度調査によると、回復期リハビリテーション病棟のスタッフ配置については、療法士の配置は充実している一方、医師については日本リハビリテーション医学会会員がいない病棟が34.6％もあります。

かつて私はあるリハビリテーション病院の経営者から「決まった時間だけやってくれれば採算がとれる」と言われ唖然としたことがあります。今は表立ってそんなことを言う責任者はいないと思いますが、リハビリテーション治療のレベル向上に取り組んで欲しいものです。

　高齢化を背景に増え続けるリハビリテーション需要に対し、日本におけるリハビリテーションの研究機関や教育機関の数も十分ではないと考えます。医師を目指す医学部学生を教育する医学部でリハビリテーション医学講座がある国公立大学は2021年時点で10あるかないかといった状況です。なお、日本で最初にリハビリテーション医学講座を設けた国立大学は、私の母校である鹿児島大学で、その名誉を汚すことがないように臨床、教育、研究で頑張ってきました。

　つまり日本でリハビリテーションの専門的な勉強をする場が限られており、したがって専門性の高い医師も輩出されにくい教育環境になっていることが問題です。日本リハビリテーション医学会もリハビリテーション科医の増加と養成に努力していますが、リハビリテーション医療の業務拡大に追いつかないのが現状です。

　促通反復療法をより詳しく知りたい、習得したいと望む医療従事者に対し、我々は積極的な情報提供や講習会を行って

います。

　理論や治療成績などは年数回のオンラインセミナーでお話ししており、これまで多くの医療従事者に聴講いただいています。また、促通技術は実技講習会を全国各地で行っており、そこで教えています。コロナ禍の影響でここ数年は開催できていませんが、今後、再開していく予定です。ぜひ、多くの方に参加いただきたいと思っています。

　オンラインセミナー、実技講習会とも「促通反復療法研究所　川平先端リハラボ」のホームページにて、開催予定などを随時掲載しています。

　加えて、本書で一部紹介した、詳細なやり方も当然、ガイドラインには記載されていませんし、併用療法にも触れられていません。そのため、ガイドラインに書いてあるからと自己流で"ただ動作を反復するだけ"の施術を「促通反復療法」として対外的に告知している施設が増えてきてしまったのです。

　当然ながら、このような誤ったやり方では効果は得られませんので、患者には促通反復療法では治らないとネガティブなイメージを持たれかねません。このことは我々にとって大きな痛手です。正しい促通反復療法を受ければまったく違った印象を持たれるはずなのです。日本の麻痺治療の指針となるべきガイドラインが、効果的な麻痺治療の普及を妨げてい

るという悲しい実情があります。

　なお、『脳卒中治療ガイドライン2021』に促通反復療法の名称が記載されなかった理由として、システマティックレビューなどによる検証が不十分と同ガイドラインには書かれています。

　しかし考えてみてください。日本のリハビリテーション治療は世界一の環境といえます。回復期病棟があり、最長180分のリハビリテーション治療を６カ月間、公的保険で受けられる国は他にはありません。そもそもリハビリテーション治療が行われる条件が日本と諸外国とでは大きく異なり、日本では治療者が患者に触れてリハビリテーション治療を行ってくれますが、海外では治療者はできるだけ患者に触れず、患者に口頭で指示して患者に努力を求めることが多いのです。つまり研究背景が大きく異なる研究をレビューしても、日本のリハビリテーション治療者に推奨すべき効果的で患者に優しいリハビリテーション治療効果を明確にするのは困難です。そのうえ、論文数の少ない日本の優れた研究を軽視することになるので、日本の優れたリハビリテーション治療の水準を下げてしまうことにつながりかねないことを私は懸念しています。

より効果的な治療技術の確立を目指して

　超高齢社会である日本において、より効率的なリハビリテーション治療が一層求められる時代となります。具体的には麻痺ができるだけ良好に、そして早く改善する治療であり、実生活に役立つ手足の機能を獲得する治療です。

　それにはやはり、患者の試行錯誤をはじめとする負担を極力減らした治療が望ましく、そういう意味で促通反復療法はこれからの時代にますます求められるリハビリテーション治療になると信じています。

　よって、これからも目標とする神経路の興奮水準を外部から刺激し高める技術を向上させ、より効果が期待できる方法を確立していくことが重要と考えます。促通反復療法は電気や振動刺激などと併用することでより効果が高まることが分かっているので、今後はこうした併用療法のブラッシュアップにより、目標とする神経路の興奮伝達と反復がより容易になる技術の確立が重要と考えます。

　また、近い将来実用化が期待される神経系の再生医療やブレイン・マシン・インターフェイス（BMI）との併用療法の開発と普及も大きな課題であり、力を入れたい分野の一つです。再生医療による恩恵を患者が十分に受けるには、神経路の再建・強化を行うための強力なリハビリテーション治療が

必須であり、その強力なリハビリテーション治療とは今のところ、目標の神経路を選択的に外部から操作し、興奮伝達の反復を行うことで再建・強化が行える促通反復療法に代わるものはない、と私は確信しているからです。

　今後は、再生医療との併用において、過誤のない神経路の再建法を開発し普及していくことが大きな使命の一つになると考えています。

おわりに
—— 自分が受けたいリハビリテーションを ——

　一般的なリハビリテーション治療のイメージは今も「努力と忍耐」に尽きるのではないかと思っています。患者は少しくらい痛くてもがまんして必死に訓練する、手足をなんとか動かそうと必死になる、筋肉は使わないと衰えるから頑張り続けなければならない——しかしどうすれば動くのか分からないから、試行錯誤が続く、偶然、動いたとしても再現性がなく、また試行錯誤の繰り返し……。

　その様子をいちばん患者の近くで見ているのはPT、OTといったリハビリテーションスタッフです。日々、施設によっては分刻みで多くの患者を担当していると、今行われているやり方が当たり前になってしまうかもしれませんが、今一度「自分が患者の立場だったらこのリハビリテーション治療を受けたいだろうか」と、考えていただきたいのです。

　患者が従来のリハビリテーション治療で受ける苦痛は、本来は不要なものなのです。それを、今当たり前になされている治療＝最善の治療と患者もリハビリテーションスタッフも思い込んでいるがゆえに、患者に背負わせてしまっているのです。

促通反復療法は、こうした「つらいもの」「がんばらなければならないもの」「試行錯誤が求められるもの」との固定観念をすべて覆します。患者に不必要な苦痛を与えず、改善効果が得られるリハビリテーション治療は、リハビリテーションスタッフにとってもやりがいにつながるはずです。

しかも促通反復療法は、慢性期でも麻痺改善効果が期待できます。もちろん開始時期が早いほど高い効果が見込めますが、リハビリテーション治療のブランクがある患者でも、もう一生このままだとあきらめなくてよいことは生きる希望につながります。

超高齢社会においてリハビリテーションスタッフは、ますます社会に求められる人材となることは確かです。医療費や介護費の増大を抑えることが国家の喫緊の課題となっている昨今、一人でも多くの麻痺に苦しむ人を改善に導くことは国を救うといっても過言ではありません。しかしながら従来のリハビリテーション治療では、なかなかそこまでの強力な武器にはなっていないことを理解いただき、脳科学の進歩を反映させた新しい方法を身につけていただきたいと思います。そしてともに、リハビリテーション医学の道を切り拓いていこうではありませんか。

末筆となりましたが（謝辞）、

最後までお読みくださり、ありがとうございました。

おわりに

参考文献

1) 川平和美、緒方敦子、東郷伸一、弓場裕之、白浜幸高、田中信行: 片麻痺側下肢への分離促通的集中運動療法の下肢随意性と筋力への効果について. リハビリテーション医学 34 (9): 598-604, 1997

2) Kawahira Kazumi, Ogata Atsuko, Tougou Shinich, Tanaka Nobuyuki: Brain plasticity and rehabilitation for stroke patients: Effects of intensive exercise to facilitate the functional recovery of the hemiplegic lower limb. Brain Hemorrhage '97: 51-54, 1997

3) 鎌田克也、川平和美、野間知一、田中信行、衛藤誠二: 脳卒中片麻痺上肢に対する作業療法と促通反復療法併用の効果. 作業療法 23 (1): 18-25, 2004

4) Kawahira Kazumi, Shimodozono Megumi, Ogata Atsuko, Tanaka Nobuyuki: Addition of intensive repetition of facilitation exercise to multidisciplinary rehabilitation promotes motor functional recovery of the hemiplegic lower limb. Journal of Rehabilitation Medicine 36 (3): 159-164, 2004

5) 村山真紀、下堂薗恵、川平和美: 慢性期の片麻痺患者への歩行促通法の効果について. The Japanese Journal of Rehabilitation Medicine 51 (1): 70, 2004

6) Kawahira K, Shimodozono M, Etoh S, Tanaka N: New facilitation exercise using the vetibulo-ocular reflex for ophthalmoplegia; preliminary report. Clinical Rehabilitation 2005, 19 (7): 627-634

7) 川平和美: 片麻痺回復のための運動療法; 川平法と神経路強化的促通反復療法の理論. 医学書院、2006

8) 村山真紀、下堂薗恵、川平和美: 片麻痺患者への歩行促通法の効果について. Journal of clinical rehabilitation 16 (12): 1203-1206, 2007

9) 野間知一、鎌田克也、海唯子、溜いずみ、衛藤誠二、下堂薗恵、緒方敦子、松元秀次、川平和美: 慢性期脳卒中片麻痺上肢への促通反復療法の効果. 総合リハ 36 (7): 695-699, 2008

10) 野間知一、鎌田克也、海唯子、溜いずみ、伊東加奈子、下堂薗恵、松元秀次、衛藤誠二、川平和美: 脳卒中片麻痺上肢の痙縮筋への振動刺激痙縮抑制法と促通反復療法との併用による麻痺と痙縮の改善効果. 総合リハ 37 (2): 137-143, 2009

11) Noma T, Matsumoto S, Etoh S, Shimodozono M, Kawahira K: Anti-spastic effects of the direct application of vibratory stimuli to the spastic muscles of hemiplegic limbs in post-stroke patients. Brain Injury 23 (7-8): 623-631, 2009

12) Kawahira Kazumi, Shimodozono Megumi, Etoh Seiji, Kamada Katsuya, Noma Tomokazu, Tanaka Nobuyuki: Effects of Intensive Repetition of a New Facilitation Technique on Motor Functional Recovery of the Hemiplegic Upper Limb and Hand. Brain Injury 24 (10): 1202-1213, 2010

13) 川平和美: 片麻痺回復のための運動療法; 促通反復療法｛川平法｝の理論と実際. 医学書院、2010

14) 木佐俊郎、酒井康生、三谷俊史、小野惠司: 回復期脳卒中片麻痺患者のリハビリテーションに促通反復療法を取り入れた場合の片麻痺と日常生活活動への効果; 無作為化比較対照試験による検討: The Japanese Journal of Rehabilitation Medicine 48 (11): 709-716, 2011

15) 上間智博、松元秀次、種田沙織、竹下加奈子、川平和美: 脳卒中片麻痺患者への3種の麻痺側加重指導が歩行に及ぼす影響について. 日本義肢装具学会誌 27 (2) : 105-111, 2011

16) Noma T, Matsumoto S, Shimodozono M, Etoh S, Kawahira K: Antispastic effects of the direct application of vibratory stimuli to the spastic muscles of hemiplegic limbs in post-stroke patients: a proof-of-principle study. Journal of Rehabilitation Medicine 44 (4) : 325-330, 2012

17) Etoh S, Noma T, Ikeda K, Jonoshita Y, Ogata A, Matsumoto S, Shimodozono M, Kawahira K: Effects of repetitive trascranial magnetic stimulation on repetitive facilitation exercises of the hemiplegic hand in chronic stroke patients. J Rehabil Med. 9; 45 (9): 843-847, 2013, doi: 10.2340/16501977-1175.

18) 廣川琢也、松元秀次、上間智博、野間知一、鮫島淳一、川平和美: 脳卒中片麻痺患者に対する体幹への促通反復療法の効果. 理学療法学 40: 457-464, 2013

19) Shimodozono M, et al: Benefits of a repetitive facilitative exercise program for the upper paretic extremity after subacute stroke: A randomized controlled trial. Neurorehabil Neural Repair 27 (4): 296-305, 2013

20) 前迫篤、長瀬愛美、長堂竜維、下堂薗恵、川平和美: 脳梗塞急性期における片麻痺上肢への促通反復療法と持続的低周波電気刺激法の同時併用療法による運動機能と浮腫の改善. The Japanese Journal of Rehabilitation Medicine 51 (3): 219-227, 2014

21) Shimodozono M, Noma T, Matsumoto S, Miyata R, Etoh S, Kawahira K: Repetitive facilitative exercise under continuous electrical stimulation for severe arm impairment after subacute stroke: A randomized controlled pilot study. Brain inj. 28 (2): 203-210, 2014

22) 射塲靖弘、古和久典、曽田武史・他: 急性期脳梗塞片麻痺患者に対する促通反復療法が上肢機能に及ぼす影響. 総合リハビリテーション、2015, 43(6) : 563-566.

23) Matsumoto S, Shimodozono M, Noma T, Uema T, Horio S, Tomioka K, Sameshima J, Yunoki N, Kawahira K: Outcomes of repetitive facilitation exercises in convalescent patients after stroke with impaired health status. Brain Injury 30 (13-14): 1722-1730, 2016.

24) Etoh S, Noma T, Takiyoshi Y, Arima M, Ohama R, Yokoyama K, Hokazono A, Amano Y, Shimodozono M, Kawahira K: Effects of repetitive facilitative exercise with neuromuscular electrical stimulation, vibratory stimulation and repetitive transcranial magnetic stimulation of the hemiplegic hand in chronic stroke patients. Int J Neurosci. 2016 Nov; 126(11): 1007-12.

25) Arima M, Ogata A, Kawahira K and Shimodozono M: Improvement and Neuroplasticity after Combined Rehabilitation to Forced Grasping. Case Reports in Neurological Medicine 2017: 1-7, 2017

26) 川平和美、下堂薗恵、野間知一: 片麻痺回復のための運動療法; 促通反復療法「川平法」の理論と実際. 医学書院、2017

27) 梨木香歩「変えていく、変わっていく」(『不思議な羅針盤』所収) 新潮文庫刊

28) Seiji Etoh, Kentaro Kawamura, Kei Tomonaga, Seiji Miura, Shizuyo Harada, Tomokazu Noma, Satomi Kikuno, Makoto Ueno, Ryuji Miyata, Megumi Shimodozono: Effects of concomitant neuromuscular electrical stimulation during repetitive transcranial magnetic stimulation before repetitive facilitation exercise on the hemiparetic hand. NeuroRehabilitation 45 (3): 323-329, 2019. doi: 10.3233/NRE-192800.

29) 吉村裕子、林千遥、池田裕哉、野上予人、西田英司、川平和美: 慢性期片麻痺上肢へのボツリヌス治療と促通反復療法併用で役立つ手まで改善した1例. 作業療法ジャーナル 54 (11): 1247-1251, 2020

30) 小林賢祐、石川定、和田善行、徳田光紀、脇本謙吾、川平和美: 脳卒中片麻痺上肢に対する併用促通反復療法(電気・振動刺激併用)の治療開始時期と麻痺重症度と麻痺改善量との関連. 理学療法科学 35 (5): 639-646, 2020.

31) Amano Y, Noma T, Etoh S, Miyata R, Kawamura K and Shimodozono M: Reaching exercise for chronic paretic upper extremity after stroke using a novel rehabilitation robot with arm-weight support and concomitant electrical stimulation and vibration: before-and-after feasibility trial. BioMed Eng Online. 2020 May 6; 19 (1): 28. doi: 10.1186/s12938-020-00774-3.

32) Hokazono A, Etoh S, Jonoshita Y, Kawahira K, Shimodozono M: Combination therapy with Repetitive Facilitative Exercise Program and Botulinum Toxin Type A to Improve Motor Function for the Upper-limb Spastic Paresis in Chronic Stroke: A Randomized Controlled Trial. J Hand Ther. 2021 Jan 26: S0894-1130 (21) 00024-7. doi: 10.1016/j.jht.2021.01.005.

33) Ohnishi H, Miyasaka H, Shindo N, Ito K, Tsuji S, and Sonoda S: Effectiveness of Repetitive Facilitative Exercise Combined with Electrical Stimulation Therapy to Improve Very Severe Paretic Upper Limbs in with Stroke Patients: A Randomized Controlled Trial. Occupational Therapy International Volume 2022, Article ID 4847363, 9 pages

34) 峯田総介、北澤由紀恵、遠藤敏、進藤順哉、川平和美: 再生医療後の促通反復療法により手指機能向上があった脳幹障害の一症例. 第5回日本リハビリテーション医学会 秋季学術集会2021

35) 杉本誠、遠藤敏、北澤由紀恵、溝口隆太、進藤順哉、川平和美：片麻痺患者に対する二つの痙縮抑制法と促通反復併用療法の痙縮抑制効果.第53回日本理学療法学術大会、2018

36) 安部康三郎：脳卒中片麻痺のベッドサイド、1972

37) Miyasaka H, Ohnishi H, Hieda C, Kawakami K, Tanino G, Okuyama Y, Tomita Y, Sonoda S: A study of the training method of sub-acute stroke patients of the upper extremity: decision tree analysis. The Japanese Journal of Comprehensive Rehabilitation Science (5) 117-124, 2014

38) Seiji Etoh, Tomokazu Noma, Ryuji Miyata and Megumi Shimodozono: Effects of Repetitive Facilitative Exercise on Spasticity in the Upper Paretic Limb After Subacute Stroke, Journal of Stroke and Cerebrovascular Diseases 2018, 27 (10): 2863-2868

39) Takashi Hoei, Kazumi Kawahira, Megumi Shimodozono, Hidefumi Fukuda, Keizo Shigenobu, Tadashi Ogura, Shuji Matsumoto: Repetitive facilitative exercise under continuous electrical stimulation for recovery of pure motor isolated hand palsy after

infarction of the "hand knob" area: A case report. Physiotherapy Theory and Practice, DOI: 10.1080/09593985.2022.2042633

40) Exercise Therapy for Recovery from Hemiplegia: Theory and Practice of Repetitive Facilitative Exercise with the Kawahira Method (Springer book, 2022)

川平和美（かわひら かずみ）
鹿児島大学名誉教授
1947年、鹿児島に生まれる。1974年鹿児島大学医学部卒業、1977年鹿児島大学医学部霧島分院（後の鹿児島大学霧島リハビリテーションセンター）リハビリテーション部助手、1986年内科助教授、1988年国立大学で初めてのリハビリテーション医学講座（田中信行教授）が鹿児島大学に開設されて、同助教授、1990年京都大学霊長類研究所（久保田競教授）へ、1991年アメリカの国立衛生研究所(NIH)へ留学。2005年鹿児島大学大学院リハビリテーション医学分野教授となり、全国各地や海外で講演や実技指導を行う。2013年定年退職し、2016年4月東京都渋谷区に促通反復療法研究所・川平先端リハラボを開設して、麻痺へのリハビリテーション治療と研究、ならびに専門職への促通反復療法の普及活動を続ける。2022年4月鹿児島市キラメキテラスヘルスケアホスピタルに研究所を移し、活動を続ける。

本書についての
ご意見・ご感想はコチラ

麻痺治療の未来を拓く
促通反復療法

2024年9月18日　第1刷発行

著　者　　川平和美
発行人　　久保田貴幸

発行元　　株式会社 幻冬舎メディアコンサルティング
　　　　　〒151-0051　東京都渋谷区千駄ヶ谷4-9-7
　　　　　電話　03-5411-6440（編集）

発売元　　株式会社 幻冬舎
　　　　　〒151-0051　東京都渋谷区千駄ヶ谷4-9-7
　　　　　電話　03-5411-6222（営業）

印刷・製本　中央精版印刷株式会社
装　丁　　秋庭祐貴

検印廃止
©KAZUMI KAWAHIRA, GENTOSHA MEDIA CONSULTING 2024
Printed in Japan
ISBN 978-4-344-94777-1 C0047
幻冬舎メディアコンサルティングＨＰ
https://www.gentosha-mc.com/

※落丁本、乱丁本は購入書店を明記のうえ、小社宛にお送りください。
送料小社負担にてお取替えいたします。
※本書の一部あるいは全部を、著作者の承諾を得ずに無断で複写・複製することは
禁じられています。
定価はカバーに表示してあります。